编 委 会

北京协和医院

百年大事简记

BEIJING XIEHE YIYUAN

BAINIAN DASHI JIANJI

张抒扬 吴沛新 / 主编

人民出版社

序

一部协和史，就是半部中国现代医学史。1921 年建成之初，北京协和医院就志在成为与欧美媲美、亚洲最好的医学中心。百年来，协和始终胸怀"国之大者"，坚决扛起护佑人民健康的历史责任，引领医学科学进步方向，培育大批医学领军人才，用高尚的医德、精湛的医术和严谨的学风，书写了璀璨的历史篇章。

研究历史、修撰历史、总结经验是协和的优良传统。站在协和新百年的起点上，为更全面地梳理总结医院发展脉络，从历史中汲取高质量发展的智慧和力量，医院于 2022 年初成立院史研究与文化建设办公室，把系统开展院史研究工作写入医院"十四五"发展规划，正式启动《北京协和医院百年大事简记》编纂项目。

本书从协和对现代医学发展作出的贡献、协和为党领导下的中国卫生健康事业发展作出的贡献以及医院自身发展历程中的重要工作活动和重大事件出发，串联起协和历史长河中的精美浪花，绘写了一幅匡时济世、仁医大爱的壮美画卷。作为医院首部正式出版的大事记体例简史，本书以时间为序，用精练的语言，呈现了 1921 年 1 月至 2021 年 12 月百年间的医院大事、要事、新事和特事，为社会各界了解和研究协和历史、感悟协和精神提供了一部真实、客观、便于查阅的资料工具书。

翻开这本书，可以了解北京协和医院的百年发展历程。本书从医疗服务、人才培养、科技创新、开放协作、精细管理、党建文化等角度，列举出 54 项取材范例，是对协和百年历程和历史经验的一次系统总结。

翻开这本书，可以从一个侧面了解党领导下中国医药卫生事业发展的脉络。北京协和医院始终坚持人民至上、生命至上，把自身发展与党的领导、国家发展、社会需要和人民期盼紧紧联系在一起，改革创新、敢为人先，诸多实践经验辐射全国。党和国家对医药卫生事业做出的重要决策和重要部署，在本书中亦有体现。

翻开这本书，可以感受中国医学界与世界医学界的交融互鉴。北京协和医院始终保持着与世界一流的高校、医院与科研所院的紧密联系，在诸多领域产生了合作成果，在世界发出了协和声音，为医学科学发展贡献了中国智慧。

文以载道，史以鉴今。百年恢宏历史铸就强大精神力量，激励着协和巨轮奋楫扬帆、劈波斩浪，在高质量发展的新征程中书写新的历史，创造新的辉煌。

张抒扬 吴沛新

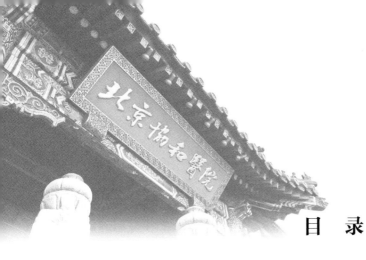

目　录

医院成立历史背景

1861 年 9 月，传教士医生雒魏林（William Lockhart）自上海至北京开设诊所。1864 年 3 月，由德贞（John Dudgeon）继任该诊所负责人。翌年 9 月，新医院迁至东单哈德门大街，称"北京施医院"，别称"双旗杆医院"。1900 年该医院在义和团运动中被损毁。1901 年科龄（Thomas Cochrane）重建医院，1906 年该医院经其倡议，由英国伦敦会、长老会、美以美会、内地会、伦敦教会医学会和英格兰教会 6 个教会成立的华北协和教育会在北京施医院原址附近开办协和医学堂（Union Medical College）及附属男女医院。协和医学堂是当时唯一一所政府承认的医学院，但在辛亥革命后渐入不敷出，为后来美国中华医学基金会（China Medical Board，CMB）的收购提供了机会。

20 世纪初在美国医学教育改革浪潮下，洛克菲勒家族三次出资组建考察团，邀请美国顶尖的医学教育专家到亚洲和中国考察。1909 年派出"东方教育考察团"，在考察团建议下 1913 年成立洛克菲勒基金会，决定资助中国医学教育。1914 年派出"中国医学考察团"，根据考察团调查报告——《中国的医学》（Medicine in China），成立美国中华医学基金会 CMB（China Medical Board），开始筹备新建一所世界级的医学院和医院。1915 年派出"第二次中国医学考察团"，约翰·霍普金斯医学院创院院长韦尔奇、洛克菲勒医学研究所所长西蒙·弗莱克斯纳亲自参加，为协和的办院方向、实施路径提出明确建议。

1915年1月，美国洛克菲勒基金会和英国伦敦会在纽约签署关于协和医学堂的发展及CMB计划的备忘录。1915年6月，美国中华医学基金会（CMB）收购了协和医学堂。7月，CMB开始全面接管协和医学堂的地产和设备，并负责该校的各项开支。1916年5月，CMB购置豫王府的地产，拟建新的医学院和医院。9月，CMB行政会议决定沿用原协和医学堂的"协和（Union）"一词，新成立的医学院定名为"北京协和医学院（Peking Union Medical College）"，新成立的附属医院定名为"北京协和医院（Peking Union Medical College Hospital）"。北京协和医学院和医院建筑群一期工程于1917年9月24日奠基，1920年12月竣工。

协和自筹建之初就致力于按照约翰·霍普金斯标准，以对医预科教育的重视、对实验室技术和临床能力的严格要求、对住院医师和总住院医师制度的高度认可，代表了当时最先进的"科学医学"发展方向。

1916年至1920年期间，学校董事会执行委员会陆续聘任医院首任科主任。1916年6月，由洛克菲勒医学研究所附属医院的助理住院医师麦克林（Franklin C. McLean）担任北京协和医学院校长兼内科教授，并于1919年秋担任内科学系主任。1918年2月，霍华德（Harvey J. Howard）担任眼科学系主任。11月，邓勒普（Albert M. Dunlap）担任耳鼻喉科主任。12月，米尔斯（Ralph G. Mills）担任病理系主任。

1919 年 2 月，马士敦（John P. Maxwell）担任妇产科主任。12 月，郝智思（Paul C. Hodges）担任放射科主任。1920 年 7 月，邰乐尔（Adrian S. Taylor）担任外科学系主任。9 月，沃安娜（Anna D. Wolf）担任首任协和护士学校校长兼医院护理部主任。

在师资招募的同时，其他开业筹备工作也在有计划地进行中。例如，1916 年，洛克菲勒基金会购置 X 线机用于医院临床工作。1920 年，在购置及接受捐赠大量图书和期刊后，协和图书馆开放使用。

1920 年，在纽约盖内农庄召开的董事会上，进一步明确了协和的办院宗旨和发展方向：聘请世界一流学者，创建远东一流医院，培养一流医学人才"，这"三个第一流"延续至今。协和的创办吸收了世界最先进的理念，拥有最雄厚的资金保证，由顶级人才制定战略规划，众多历史性机遇成就了协和不可复制的高起点。

一九二一年

————— ❖❖❖ —————

1 月 26 日　医院病房试运行，率先开放床位 7 张用于收治传染病患者。首例住院患者是澳大利亚籍病人，其住院病历编号为 1 号。

2 月　邰乐尔对一例甲亢患者行甲状腺全切术，该患者为医院首例手术患者，其住院病历编号为 11 号。

5 月　医院聘任来自美国芝加哥大学的西姆（Ralph B. Seem）担任首任院长。

5 月　医院成立社会服务部，浦爱德（Ida Pruitt）担任首任主任，社会服务部首年随访约 400 例患者，1921 年至 1950 年间共完成 10689 个社会服务案例。

6 月 24 日　医院病房开始全面收治病人，设有内科、外科、耳鼻喉科、眼科、妇产科和放射科，医院初始规划床位数 250 张，至 1941 年 6 月，医院床位数共 363 张。

6 月　医院药房从新开路的旧楼搬到新建成的 K 楼（现老楼 11 号楼）。

6 月　医院开设心电图实验室，使用弦线式心电图机记录了中国第一例心电图。最初一年，麦克林、毕宝德（Francis Weld Peabody）、刘继成先后主持工作，完成心电图报告 275 份。

7月1日　医院门诊试运行，接诊首例患者为26岁中国籍女性，因上腹痛在内科就诊。

7月　内科成立中心临床实验室（Central Clinical Laboratory），负责临床生物化学、寄生虫学及细菌学检验。建院初期住院医师、医学院生化系和病理系教职工如吴宪等，均参与医院的日常临床检验工作。

9月15日—22日　北京协和医院举行盛大的开幕典礼，洛克菲勒二世（John D. Rockefeller Jr.）代表洛克菲勒基金会致开幕词。举办为期一周的内容丰富的国际学术交流活动，洛克菲勒基金会主席文森特（George E. Vincent）、美国医学会会长施韦尼茨（George E. de Schweinitz）、美国哈佛大学医学院教授毕宝德、约翰·霍普金斯大学医学院教授萨宾（Florence R. Sabin）等作10余场学术报告，中华医学会会长伍连德作为唯一受邀的华人学者报告了东北鼠疫防治经验。参加庆典活动的世界各国政要、外交使团、医学科学家、医学教育家和医院管理专家共计300多位。

9月　美国哈佛大学医学院毕宝德来院担任内科客座教授。

9月　邰乐尔响应其导师美国现代外科学之父霍尔斯特德（William S. Halsted）的倡导，将细丝线应用于手术，相关实践总结发表在《中华医学杂志》（China Medical Journal）上。协和手术室在世界上率先使用细丝线，后来促进了丝线在美国外科学界的应用。本年，邰乐尔还完成了2例脑肿瘤开颅手术。

10月　外科医生韦伯斯特（Jerome P. Webster）完成有病案记载的协和第一例唇腭裂整复手术。

本年 范戈德（George W. Van Gorder）在医院主持建立了可生产各类骨科器械的骨科工坊（Orthopedic Shop），并设计制作了低成本的义肢。该骨科工坊经过 10 年发展，成为当时世界上最好的骨科工坊之一。

本年 郝智思在国内举办放射学培训班，培养放射人才。

本年 杨崇瑞到妇产科进修并留院工作，每周腾出一天时间在兰安生博士开设的灯市口和齐化门两处门诊所，做孕妇产前检查、治疗工作，1925 年该诊所并入京师警察厅试办公共卫生事务所。

本年 伯莎·布林克莉（Berth Brinkley）和王贤星组建病案室（Medical Record Room），建立患者姓名索引卡片、住院患者登记本、住院病案目录页、住院病案首页等一整套病案登记与索引方法。病案室还负责统计门诊及住院患者数量、住院天数、住院患者疾病和手术种类，刊登在医院年度工作报告中。医院建立起以病人为中心的病案管理体系，这是中国现代病案管理和医疗统计的开端。

一九二二年

1月6日　邰乐尔主刀完成中国首例有病案记载的脊髓髓内肿瘤手术。

2月　刘瑞恒从美国学成归来，创建肿瘤实验室。

3月　医院成立病案委员会，外科医师梅福兰（Frank L. Meleney）任首任主任委员。

　　* 至1941年，医院病案委员会共换届8次，第二至八届主任委员为：麦里斯（Lee M. Miles）、甘约翰（John H. Korns）、谢和平、戚寿南、李宗恩、袁贻谨、傅瑞思（Chester N. Frazier）。

5月　美国著名妇产科学家达德利（E. C. Dudley）来院担任妇产科客座教授，负责科室教学工作。

5月—6月　美国哈佛大学医学院布莱克特（E. G. Brackett）来院担任骨科客座教授，期间为院内外医生开展骨科手术相关进修教学课程。

6月　在医院药房主管、英国药学会会员约翰·卡梅伦（John Cameron）的主持下，第一版《北京协和医院处方集》（*Formulary*）编写出版，这是中国现代医院药房的第一部处方集。

　　* 截至1942年，该处方集共作了4次修订，最后一次修订时更

名为《北京协和医院治疗手册和处方集》(*Handbook of Therapy and Formulary*)。

7月 牙科成立,隶属于外科。安德森(Bert G. Anderson)担任牙科首任主任。

8月 梅亨利(Henry E. Meleney)发现钉螺是血吸虫病的中间宿主,此后与寄生物学系主任福斯特(Ernest Carroll Faust)合作开展了大量研究,于1923年合作出版专著《日本血吸虫》(*Schistosoma Japonicum*)。

9月 斯隆(T. Dwight Sloan)任医院第二任院长。

9月 儿科成立,隶属于内科。哈蒙德(John W. Hammond)担任儿科首任主任。

9月 皮肤科成立,隶属于内科。傅瑞思担任皮肤科首任主任,科室下设梅毒门诊。傅瑞思在协和任职19年,是中国现代皮肤病学先驱。

9月 毕宝德在《科学》(*Science*)上发表了一篇介绍协和内科的文章,提到"其人员和设备堪称一流"。该论文发表后,吸引了一批世界级权威教授申请担任协和客座教授。

9月 放射性镭锭用于妇产科生殖系统疾病治疗,此后镭还大量用于外科、皮肤科、眼科、耳鼻喉科等科室的放射治疗。

10月 被誉为"历史上最伟大的眼科学家之一"的奥地利眼科学家、眼科教育家E·福赫斯(Ernst Fuchs)担任协和客座教授,期间开展一系列重要的眼科学术讲座和病理学示范。

秋—年底 麦克林、范斯莱克(Donald D. Van Slyke,客座教授,美国生物化学界权威）和吴宪研究了 Donnan 平衡适用于血液中红细胞和血浆电解质的分布，用物理化学原理解释了这种分布中氧气和二氧化碳的作用，被誉为"生物化学历史上里程碑式的研究之一"。

秋—翌年夏　协和为医学传教士和中国医生开办继续教育课程，系统传授现代医学知识和理念。课程包括布莱克特讲授的整形外科学、E·福赫斯讲授的眼科学、邰乐尔讲授的外科学、马士敦讲授的妇产科学和骆勃生（Oswald H. Robertson）讲授的内科学等。

12月11日　霍华德完成医院首例视网膜脱落手术，该手术迄今仍是眼科高难度手术之一。

本年　内科首次编制《北京协和医院内科手册》（*Manual for the Medical Service, PUMCH*）并应用于临床。医院还编制了《细菌实验手册》《实用护病法》《特殊护理操作手册》《饮食概要》等临床操作规范。

本年　贺兰德（Helen Holland）担任手术室麻醉护士，开始使用以局麻为主兼用乙醚开放吸入的麻醉方式。

本年　斯麦力（H. Jocelyn Smyly）在实验中利用杜氏利什曼原虫使狗和小鼠感染黑热病，这是中国北方首例动物间的黑热病实验性传播。

本年　郝智思设计了一套简单、便携且适用于中国供电状况的 X 线机系统并在国内推广使用。

一九二三年

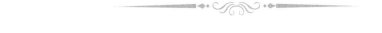

　　1月24日　范戈德在国内首次为一名强直性脊柱炎患者开展全身麻醉下关节成形术。

　　6月　神经科从内科中独立，伍安德（Andrew H. Woods）担任首任主任。

　　7月　社会服务部开始为所有外科患者提供定期随访服务，分别在患者出院后第2个月、第6个月和第1年进行3次随访。

　　7月　胰岛素在医院首次应用于1例糖尿病足患者。胰岛素于1921年被发现，1923年初开始进入工业化生产，因当时产能不足，胰岛素分派委员会应运而生，内科主任麦克林成为该委员会中国区负责人。

　　9月　奥地利眼科学家A·福赫斯（Adelbert Fuchs）来院担任眼科客座教授，期间开设了为期9个月的眼科学研修生课程。

　　9月　哈佛医学院病理系主任康索尔曼（William T. Councilman）来院担任病理系客座教授，参与病理材料陈列馆教学资料的收集、筛选工作。

　　秋　被誉为"美国儿科界元老"的艾米特·霍尔特（L. Emmett Holt）来院担任儿科客座教授，推进儿科临床和教学工作。

10月 理疗科成立，由院长直接管理，开始对外科和神经科患者提供物理治疗服务。

＊1932年8月，麦美丽（Mary McMillan）任理疗科首任主任。

10月 荷兰中央研究所神经解剖学教授凯普尔斯（C. U. Ariens Kappers）来院担任解剖学客座教授，期间负责开展神经解剖学课程。

本年 王贤星担任病案科首任中国籍主任。

一九二四年

　　1月　内科男病房开始聘用女护士，打破了既往男病房只能聘用男护士的传统。

　　6月　第一届协和医学院毕业典礼举行，只有3位临床医学生和1位护理学生毕业。刘绍光、侯祥川和梁宝平获医学博士，侯祥川进入医院内科工作；护校学生曾宪章毕业后进入医院工作。此后，协和的毕业生陆续担任医院的住院医师和护士。

　　秋　内科成立代谢实验室，由沈隽淇主持工作。

　　9月　斯麦力完成中国第一例有病案记载的乙状结肠镜检查。

　　冬　内科开设肠道门诊，由赫德森（David V. Hudson）负责，患者无需住院就可进行包括X线在内的系列检查。

一九二五年

1月26日　孙中山病重，于外科行手术治疗，术中发现肿瘤腹膜广泛转移。2月6日，采用镭锭进行放射治疗。3月12日，孙中山病逝，由钱雅各（James R. Cash）病理诊断确定为胆囊腺癌。

1月31日　梅福兰进行了外科细菌学的系列研究，他和力舒东在《美国医学会杂志》（*JAMA*）上发表论文，阐述了静脉注射吖啶黄对血液、组织的影响以及对溶血性链球菌败血症的抗菌作用。

2月　医院开设疫苗接种门诊。

2月　韦伯斯特成功研制肠端端吻合器械，并发表于《外科学年鉴》（*Annals of Surgery*）。

＊他于1926年回到美国后在哥伦比亚大学外科工作，被誉为"美国整形外科教育之父"。

3月4日　中国共产党早期革命家高君宇急诊入院后行手术治疗，诊断为急性阑尾炎并发腹膜脓肿、急性弥漫性腹膜炎。术后因病情危重去世。

4月　美国洛克菲勒医学研究所临床研究员、美国最早开展心电图临床工作的医生之一科恩（Alfred E. Cohn）来院担任内科客座教授。

6月　北京协和医学院5位医学生毕业并获医学博士，刘士豪获

"文海奖"并进入医院内科工作，穆瑞五进入内科的皮肤科工作，刘书万进入眼科工作。

6月 美国辛辛那提总医院外科副主任瑞德（Mont Reid）来院担任外科客座教授，期间负责进修教育工作。

7月 细菌和血清学实验室由内科移交病理系管理，成为微生物和免疫学系的前身。

7月 内科以内科总干事制度为基础完善总住院医师制度，开启定期竞聘工作。

* 1921年至1925年 历任内科总干事为：普鲁伊特（Samuel O. Pruitt）（1921—1922），戚寿南（1922—1925，连任三年）。

* 1925年至1941年 历任内科总住院医师为：张孝骞、刘士豪（连任两年）、杨济时（连任两年）、谢少文、吴朝仁、钟惠澜、朱宪彝、卞万年、陈国桢、邓家栋、王季午、马万森、郁采蘩、朱贵卿、郑德悦。

9月 经兰安生（John Black Grant）倡议，协和医学院与京师警察厅合作成立中国第一个公共卫生事务所——京师警察厅试办公共卫生事务所，1928年更名为北平市卫生局第一卫生事务所，北京协和医院是该所建立的三级医疗保健网的最高层合同医院，每年派大量医护人员前往示范区现场教学。

10月 马士敦和麦里斯在《英国皇家妇产科学杂志》（*Journal of Obstetrics and Gynaecology of the British Empire*）上发表《中国的骨软化症》论文，发布中国骨软化症流行病学调查研究结果，其研究时所作的尸体解剖样本和影像学资料，至今仍在妇产科标准教科书中使用。

一九二六年

1月　内科代谢病房创建。

2月27日　吴宪与林可胜组织创建中国生理学学会，林可胜担任第一届主任委员。

* 1927 年，林可胜、吴宪、马士敦等创办《中国生理学杂志》（*Chinese Journal of Physiology*）。1931 年，吴宪于《中国生理学杂志》发表论文，提出了蛋白质变性学说。

2月　刘瑞恒当选为中华医学会第六届会长。

6月　北京协和医学院 8 位医学生毕业并获医学博士，杨济时、贾魁进入医院内科工作，李士伟进入妇产科工作，凌炽桓进入眼科工作，章和明（Hosmer F. Johnson）进入病理系工作。

7月　刘瑞恒任医院首任中国籍院长。

7月　张孝骞被医院选派前往约翰·霍普金斯大学医学院，师从哈罗普（George Harrop）开展血容量测定的研究。

* 1928 年张孝骞在《临床研究杂志》（*Journal of Clinical Investigation*）发表《测定循环血容量的一氧化碳方法》和《糖尿病酸中毒时的血容量》两篇论文，其结论为国外教科书所采用。

9月　现代医学先驱、哈佛公共卫生学院院长埃德塞尔（Edsall

David Linn）来院担任内科客座教授。

11 月 李宗恩通过现场调查研究，在《皇家热带医学与卫生学会会刊》（*Transactions of the Royal Society of Tropical Medicine and Hygiene*）发表《江苏省丝虫病调查》，开启并引领了中国的丝虫病研究。

本年 杨济时、朱章赓、贾魁、诸福棠、李瑞林、胡传揆和陈志潜等青年医生和学生共同发起成立了丙寅医学社。

* 自成立至 1949 年的 23 年间，丙寅医学社参与创办了《医学周刊》等多份医学科普刊物，进行现代医学普及宣传，以唤起中国民众的卫生健康自觉。

本年 林可胜和尼科利斯（Heinrich Necheles）用小牛腹膜在体外制成 Necheles 透析器，对犬进行活体透析，并首次使用肝素抗凝。这是国际上最早的人工肾研究之一。

一九二七年

4月1日　社会服务部记录单首次被收入患者病案，这是浦爱德考察美国知名医院后推行的一项改革。

6月　北京协和医学院 10 位医学生毕业并获医学博士，诸福棠获"文海奖"并进入医院内科工作，胡传揆进入内科工作，沈骥英进入妇产科工作，万福恩、倪饮源和陈舜名进入外科工作。

本年　内科首次实行实习医师轮转制度，轮转期为 11 个月，其中 8 个月在内科轮转，3 个月在其他专业轮转。

本年　病案委员会编制《疾病、病理和手术命名法》（*Nomenclature of Diseases, Pathological Conditions and Operative Procedures*）并在临床应用。

* 1940 年，编制新的手术程序命名法应用于临床。

本年　为改进手术随访系统，骨科与社会服务部合作开展了纳入 100 多例骨科患者、为期 5 年的研究，结果显示 60% 随访数据为满意，这在当时国内属较高水平。

本年　谢志光首创髋关节前斜位的投照位置，更加全面地反映了髋关节后脱位病变全貌，史称"谢氏位"，曾在国际上广泛应用。

一九二八年

2月　刘士豪在《临床研究杂志》（*Journal of Clinical Investigation*）发表了2篇关于搐搦症的钙磷代谢研究论文。此后，协和内分泌团队以"骨软化症的钙磷代谢"为题陆续发表了13篇论著，研究成果长期为国际所引用。

2月　护理部开设护理行政管理课，课程为期6个月。

5月　因神经科主任伍安德离职，神经科并入内科。狄福瑞（Ernest de Vries）主持神经科工作。

6月　北京协和医学院14位医学生毕业并获医学博士，程玉麐和吴朝仁获"文海奖"并进入医院内科工作，黄克纲进入内科工作，张同和、陈恒义、陈宝书和王大同进入外科工作，汤汉志、王世伟和吴烈忠进入妇产科工作，康锡荣进入病理系工作。

8月　美国明尼苏达大学伯格伦德（Hilding Berg-lund）来院担任内科客座教授。

11月　邓勒普任医院代理院长。

本年　刘瑞华总结了协和建院以来的食管异物病例，在诊断、内窥镜下异物取出等方面进行了相关研究并发表论文。胡懋廉设计了乙醚泵装置，对咽喉手术很有帮助。

* 1930 年，胡懋廉首创经直接喉镜气管异物取除术。

本年 谢志光担任放射科首任中国籍主任。

一九二九年

3月 伍安德在《神经精神病学档案》（*Archives of Neurology and Psychiaty*）杂志上发表《中国人神经系统疾病概况》论文。

* 1937年4月，雷曼（R. S. Lyman）在《神经精神病学档案》杂志上发表《中国精神疾病概况》论文，记录了当时中国神经精神疾病诊疗状况。

6月 北京协和医学院16位医学生毕业并获医学博士，林巧稚获"文海奖"并进入医院妇产科工作，张先林、郑荣斌、钟惠澜和汪国铮进入内科工作，李瑞麟和施锡恩进入外科工作，黎文娥进入妇产科工作，荣独山进入放射科工作，汤泽光进入眼科工作，白施恩进入病理系工作。

7月 医院更名为私立北平协和医院（Peiping Union Medical College Hospital）。

9月 吴宪编著的我国近现代第一部营养学专著《营养概论》出版。

10月 裴乐德（Arnold Pillat）在《中华医学杂志》上发表《北平北部某军营维生素A缺乏性眼病的发病情况》，这是在我国最早开展的维生素A缺乏相关的眼病研究之一。

12月 P楼（现老楼16号楼）用作传染病隔离病房楼，共设25张床。

12月 王锡炽任医院代理院长。

一九三〇年

6月　北京协和医学院 8 位医学生毕业并获医学博士，朱宪彝获"文海奖"并进入医院内科工作，卞万年、张茂林、钟世藩和王叔咸进入内科工作，潘作新进入眼科工作，秦光煜进入病理系工作。

7月　微生物学组从病理系（含病理、寄生虫、微生物三个学组）中独立，命名为微生物及免疫学系，林宗扬任首任主任。

9月　美国斯坦福大学霍尔曼（Emile Holman）来院担任外科客座教授。

12月　美国芝加哥大学生物化学教授海斯廷斯（A. Baird Hastings）来院担任内科客座教授。

本年　刘瑞华担任耳鼻喉科首任中国籍主任。

一九三一年

1月　关颂韬从美国学成归来，成为协和首位专职从事神经外科的医生，筹备开设中国首个神经外科门诊。1月7日，关颂韬完成中国首例三叉神经痛根治术（Frazier 术式），成果发表于 1932 年《中华医学杂志》（*Chinese Medical Journal*）。

6月　北京协和医学院 14 位医学生毕业并获医学博士，范权获"文海奖"并进入医院内科工作，查良钟、郑兆龄和裘祖源进入内科工作，张纪正、金显宅、卢鸿典和杨静波进入外科工作，林景奎进入妇产科工作，张去病进入放射科工作。

7月　放射科由"Department of Roentgenology"更名为"Department of Radiology"，工作范围相应扩大，包括 X 线诊断和治疗、镭的保管、镭放射装置的管理，以及镭和氡的临床辅助应用。

9月　傅瑞思与胡传揆在《内科学档案》（*Archives of Internal Medicine*，即今 *JAMA Internal Medicine*）上合作发表《维生素 A 缺乏性皮肤病》论文，详细论述了维生素 A 缺乏与皮肤病的关系，是世界上首篇关于维生素缺乏引起皮肤、黏膜病变的报道。

10月　外科范艾伦（C. M. Van Allen）与放射科荣独山合作发表《手术后肺不张和侧枝呼吸》动物实验研究论文，刊载于 1931 年《美国胸外科杂志》（*Journal of Thoracic Surgery*）创刊号上。

10 月　美国杜克大学阿莫斯（Harold L. Amoss）来院担任内科客座教授。

10 月　美国洛克菲勒医学研究所皮尔斯（Louise Pearce）来院担任内科皮肤梅毒学客座教授。

11 月　放射物理实验室开始筹备，由美国明尼苏达大学威廉姆斯（M. M. Williams）主持工作。

本年　妇产科开设节育门诊，由王逸慧主持工作。

一九三二年

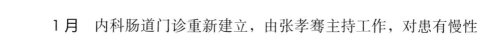

1月　内科肠道门诊重新建立，由张孝骞主持工作，对患有慢性痢疾的急诊患者开展定期灌肠治疗。

1月　何博礼（Reinhard J. C. Hoeppli）在《中华医学杂志》报道了日本血吸虫虫卵在宿主组织内产生的嗜酸性粒细胞环形聚集的现象，镜下形似冠状，后称为"何博礼冠"或"何博礼现象"。

2月　外科成立肿瘤门诊，主要进行肿瘤疾病和放射治疗相关研究，由斯皮斯（John W. Spies）主持工作。外科肿瘤门诊安装镭放射装置，利用深部 X 线和镭开展癌症研究和患者治疗。

3月　谢少文在《中华医学杂志》报道了 2 例抗原阳性、血培养阳性的布鲁菌病确诊病例，为该病在中国北方地区的首次发现。

4月　放射科安装了一个 500 毫克镭的氡气系统，开展射线的剂量测定和防护、射线对生物的影响等研究。

5月　辽西抗日义勇军第四路军参谋长金殿春在对日作战中受伤，被送来医院治疗，因伤势严重不得不截肢，张学良资助其安装义肢。

6月　北京协和医学院 21 位医学生毕业并获医学博士，陈希礼、苏祖斐和许世珣进入医院内科工作，张庆松、许建良和袁印光进入外科工作，何碧辉、林崧和汪培娲进入妇产科工作，罗宗贤和冯蕙熹进入眼科工作。

本年 肺结核门诊量激增，医院采用人工气胸术治疗肺结核，一年间开展人工气胸手术 1115 次。

本年 儿科开设儿科保健门诊，为健康婴幼儿提供门诊检查服务。健康儿童和患儿分区就诊，避免交叉感染。

本年 血液学实验室建立，由佛克纳（Claude E. Forkner）主持工作。

一九三三年

6月　儿科与怀幼会、燕京大学等合作，组织召开了为期3天的儿童福利会议，旨在引起人们对儿童福利的关注。会议汇报了儿童心理学、儿童教育和儿童健康方面的论文。

6月　北京协和医学院17位医学生毕业并获医学博士，邓家栋获"文海奖"并进入医院内科工作，陈国桢、周寿恺、瞿承方、黄克维、李洪迥、吴瑞萍进入内科工作，方先之、徐星盦、徐荫祥、黄家驷和司徒展进入外科工作，柯应夔和魏淑贞进入妇产科工作，汪绍训进入放射科工作。

秋　神经科参与北平市精神病疗养院（首都医科大学附属北京安定医院前身）的管理，魏毓麟兼任院长。

冬　内科张茂林负责北京市隔离医院的重建工作。同年年底，张茂林全职负责北京市隔离医院工作。

本年　医院开设独立的手术病理实验室。

本年　微生物和免疫学系开展了基于1万余例标本的三种不同的血液梅毒检查方法的比较研究并发表于《中华医学杂志》，证明了改进后的Kline显微试验的可靠性。

本年　张孝骞率先在临床使用组胺法化验胃液分泌，提出发热对胃分泌功能有抑制作用的新观点，论文发表在《临床研究杂志》（*Journal of Clinical Investigation*）上。

本年 蒋汉澄担任协和专职绘图员，最早开始在国内从事医学摄影和医学绘图工作。

＊1936 年 8 月，蒋汉澄从美国学成归来，担任医学照相绘图室负责人，并在国内最早采用印染法制作彩色照片。1937 年 12 月，医学院和医院的各类医学绘图服务工作合并，成立独立的中心照相绘图室，蒋汉澄担任主任。

一九三四年

3月　林宗扬当选为中华医学会第十届会长。

4月　为了给早产儿更好的护理，医院在 H 楼（现老楼 8 号楼）儿科病房安装 9 张婴儿摇篮。

5月1日　K 楼（现老楼 11 号楼）地下层开设独立的急诊病房，共设 4 张病床。

6月　北京协和医学院 25 位医学生毕业并获医学博士，汪凯熙获"文海奖"进入医院外科工作，许英魁、黄祯祥、童村、王季午、吴继文和俞焕文进入内科工作，赵以成、樊海珊、范日新、李鸿儒和徐继和进入外科工作，程育和进入妇产科工作，樊长松进入眼科工作，吴世铎进入病理系工作。

7月　王锡炽任医院院长。

11月　内科病房给予 1 例低血糖症患者拟诊胰岛素瘤，经娄克斯（Harold H. Loucks）手术切除成功治愈，刘士豪用肿瘤标本提取液进行了胰岛素的生物学测定，相关研究论文发表于 1936 年《临床研究杂志》（*Journal of Clinical Investigation*），这是我国第一例胰岛素瘤诊治报道。

年底　医院在放射科门诊安装透视仪供气胸患者使用。

本年　医院派出护士长高玉华、协和护校助理讲师王建晨前往北平精神病医院担任女子病房护士长和男子病房护士长。

本年　社会服务部为每个门诊都安排社工。门诊预约制应用于儿科门诊、梅毒门诊和外科门诊，患者候诊时拥堵情况得到有效缓解。

＊1936年，医院所有门诊均采用预约制。

本年　医院购置了IBM公司生产的第一代商用穿孔卡制表机，用于协和病案的整理，这是中国引进的第一台IBM机。

本年　在袁贻瑾的专业指导下，医院设计了一套中央统计系统，可通过一种代码进行记录，以更好地管理患者数据用于科研。

一九三五年

1月　美国康奈尔大学医学院内科主任罗伯逊（G. Canby Robinson）来院担任内科客座教授，举办主题为"内科学历史"的系列讲座。

5月　微生物与免疫学系改进和简化实验室技术，并制订了新的标准化技术程序。当月出版的《细菌学手册》的修订增补版收录了其中的大部分内容。

6月　北京协和医学院10位医学生毕业并获医学博士，林爱群获"文海奖"并进入医院妇产科工作，马万森、苏启桢、宋杰和曹松年进入内科工作，黄仁若进入外科工作。

11月　美国哈佛大学麦克汉（Charles F. McKhann）来院担任儿科客座教授。

12月27日　在肌电图仪问世前，许英魁采用心电图机和表面电极记录了一名重症肌无力患者的肌肉动作电位并用于诊断，这是中国第一份有病案记载的神经电生理检查。

一九三六年

2月12日　娄克斯完成首例直视下颈动脉穿刺血管内造影、颈动脉部分切除加吻合术，成功诊断并手术缓解患者的颈动脉闭塞病变，比欧美首例颈动脉剥脱术（1953年）早17年。

＊1937年5月7日，关颂韬为另一例同类患者实施手术。外科、神经科将2例成功经验总结发表于1938年《外科学档案》（*Archives of Surgery*，即今 *JAMA Surgery*）杂志。

3月　在菲律宾感染急性脊髓灰质炎的美国籍青年斯奈特（Frederick Snite）来协和求治。内科总住院医师邓家栋发现患者重度呼吸困难并出现紫绀，果敢开启了协和也是全亚洲唯一移动"铁肺"的应用，帮助患者脱离了生命危险。这是"铁肺"在亚洲的首次应用。

＊1937年夏，斯奈特在"铁肺"的支持下回到美国，一直在"铁肺"中生活并结婚生子，直至1954年去世。

6月　北京协和医学院15位医学生毕业并获医学博士，李璧夏获"文海奖"并进入医院内科工作，冯应琨、陆瑞蘋和郁采蘩进入内科工作，熊汝成和余新恩进入外科工作，陈本贞、黄翠梅和王鸿文进入妇产科工作。

9月　程玉麐赴南京中央大学开设精神病学课程。

* 1946 年，程玉麐创建南京精神病防治院（今南京脑科医院）并担任首任院长，这是我国第一家公立神经精神专科医院。

11 月 16 日　关颂韬成功实施中国有病案记载的第一例脑内神经功能区的脑肿瘤开颅手术，对形成功能区脑肿瘤的诊治标准起到了重要作用。

12 月　眼科采用硫酸奎宁作为治疗沙眼的常规药物，大多数沙眼患者接受硫酸奎宁治疗约 6 个月后症状显著改善或完全治愈，因该药刺激性更小、改善更快，较传统的铜棒更受欢迎。

本年　理疗科通过大量局部红斑紫外线来区分周围神经和神经根的情况，具有诊断价值。

本年　诸福棠担任儿科首任中国籍主任。孟继懋担任骨科首任中国籍主任。

本年　自建院以来医院护士长首次全部由中国人担任。

一九三七年

1月5日　王叔咸于《中华医学杂志》连续2期发表《347例中国糖尿病住院患者分析》，总结了中国糖尿病的疾病特点和治疗要点，这是中国最早的较大病例数糖尿病临床研究。

1月　美国麦可里斯医院（Michael Reese Hospital）的克特勒（Max Cutler）来院担任外科客座教授。

3月　医院成立后勤服务部，调任护理部副主任海丝典（Elizabeth Hirst）主持工作。该部门负责医院和医学院的清洁工作，并指导洗衣和布草服务。

4月　中华医学会首设12个专科学会。马士敦当选为妇产科学会首任会长，谢志光当选为放射科学会首任会长。

6月　北京协和医学院19位医学生毕业并获医学博士，卢观全获"文海奖"并进入医院外科工作，朱贵卿、刘纬通、欧阳旭明、卞学鉴、邓金銮进入内科工作，陈景云、柳慎耳和文忠杰进入外科工作，徐湘莲和熊荣超进入妇产科工作，刘家琦进入眼科工作。

7月7日　日本侵略者发动卢沟桥事变（七七事变），中国驻军奋起抵抗。医院医护人员冒着生命危险用卡车从北平郊区接回了300多名伤员，将他们与在帅府园原卫戍医院医治的200余名伤兵共同照料。社会服务部丁汝麟和吴桢两人专门负责红十字会医院的工作。

＊ 抗战期间，协和成为后方阵地物资通道的联络站，想方设法为近郊的游击队、八路军以及冀中军区的卫生部门输送了大批战时所需的医疗器械和药品，同时还与白求恩、柯棣华等国际友人建立联系，挽救了大量八路军伤病员的生命。

7 月 7 日 张孝骞辞去北京协和医院内科副教授职务，回湘雅医学院附属医院担任内科主任，后临危受命担任湘雅医学院院长，率领全校师生西迁贵阳。

8 月—翌年 3 月 医院 30 位医生、40 位护士和 6 名社工轮流支援医疗队，在战时临时设立的第一基地医院和第二基地医院救治 600 余名受伤难民，其中 167 名重伤难民被收到协和医院住院治疗。

9 月 24 日 王大同使用止血带方法，成功进行了左下肺叶切除术。

本年 邓家栋与佛克纳（C. E. Forkner）报告了中国第一例嗜酸性粒细胞白血病。

本年 孟继懋与米尔特纳（Leo J. Miltner）编著了中国第一本骨折相关的现代医学教材《骨折与脱臼》（*Primer on Fracture and Dislocation*）。

一九三八年

3月　美国哈佛大学著名细菌学家辛瑟尔（Hans Zinsser）来院担任微生物及免疫学系客座教授，指导谢少文等成功研制斑疹伤寒立克次体疫苗。此前由协和赴辛瑟尔实验室进修的汤飞凡、魏曦、余瀰、谢少文等均工作出色，致使辛瑟尔申请了协和客座教授。辛瑟尔在协和的研究卓有成效，是首位获《中华医学杂志》出版增刊纪念其成就者。

6月　北京协和医学院 26 位医学生毕业并获医学博士，章安澜、陈国清、陈务民、郑德悦、赵伯喜、许万娟和萧起鹤进入医院内科工作，贾伟廉、周金华、林必锦和王师揆进入外科工作，卢青山和司徒亮进入妇产科工作，张峨和梁绍造进入眼科工作，杜持礼和汪心汾进入放射科工作。

本年　许英魁在《脑》（Brain）杂志上发表论文，指出脱髓鞘病变可能为一氧化碳直接侵害或为缺氧的结果，这一结论奠定了一氧化碳中毒的病理基础，为国外教科书引用。

本年　微生物和免疫学系提供生物制品服务，为满足本地生物制品的需要做准备，产品包括狂犬病疫苗、伤寒副伤寒疫苗、霍乱疫苗、斑疹伤寒疫苗、白喉类毒素（明矾沉淀）和 Schick 试验毒素，此外还有 Kline 和 Kahn 抗原以及各种用于诊断的细菌悬浮液。

本年　内科的儿科实验室制备百日咳疫苗，在临床使用取得成功，后该疫苗的日常生产工作移交至生物制品处。

本年　磺胺在内科病房使用，取得显著疗效。

本年　膳食部出版中文版《食物、营养和饮食学》。

一九三九年

6月　北京协和医学院19位医学生毕业并获医学博士，孙明获"文海奖"并进入医院妇产科工作，赵锡祉、蒋豫图、许汉光、李季明、王中方和王润添进入内科工作，管汉屏、汤春生和虞颂庭进入外科工作，俞霭峰进入妇产科工作。

9月　内科、外科、妇产科主任组建专门委员会，筹建医院血库，这是我国最早的医院血库之一。血库受内科监管，由孙慧民主持工作，其建立有效提高了输血安全性和临床救治效率。不到一年，医院98%的患者输血均来自血库。

11月　斯乃博（Isidore Snapper）将1例阵发性高血压合并右肾上腺占位的患者临床诊断为嗜铬细胞瘤，这是我国目前有据可查的第一例嗜铬细胞瘤。

本年　医院开设变态反应门诊，张庆松主持工作并开展变态反应疾病的研究，该门诊是国内首个变态反应门诊。

本年　钟惠澜在世界上首次阐明犬、人、中华白蛉在黑热病传染环节上的关系，为中国黑热病的防控作出重要贡献。

一九四〇年

1月　美国明尼苏达大学医学院布其（Frank E. Burch）和麦克库瑞（Irvine McQuarrie）来院分别担任眼科和儿科客座教授。

4月　吴英恺完成中国首例食管癌切除及胸腔内胃食管吻合术，并与娄克斯联合署名，先后在《中华医学杂志》和美国《胸外科杂志》（*Journal of Thoracic Surgery*，即今 *Journal of Thoracic and Cardiovascular Surgery*）上发表论文。

6月　北京协和医学院 21 位医学生毕业并获医学博士，周华康获"文海奖"并进入医院内科工作，张乃初、顾启华、苏瑛、王石泉和郁知非进入内科工作，范国声、冯传汉、高景星和曾宪九进入外科工作，张晓楼进入眼科工作。

7月　马月青受聘担任麻醉医师，是中国首位专职麻醉医师。

10月　外科新设神经外科门诊和胸外科门诊，后者由张纪正主持工作。

本年　协和毕业生林俊卿创作漫画《协和内科大查房》，生动展现了二十余位知名教授进行内科大查房的场景。大查房这一制度始于 20 世纪 20 年代，是北京协和医院延续至今的核心医疗制度之一。

本年 聂毓禅（协和护士学校 1927 届毕业生）担任首位中国籍协和护士学校校长兼医院护理部主任。

一九四一年

3月　张纪正实施我国第一例肺段切除和第一例复合肺叶切除。

6月　北京协和医学院 20 位医学生毕业并获医学博士，张学德获"文海奖"并进入医院内科工作，黄楠、蔡如升进入内科工作，陈国熙、何天骐、李温仁、马永江、王德延进入外科工作，胡懋华进入放射科工作。

10月　刘士豪凭借在钙磷代谢方面卓有成效的研究被聘为临床教授，是首位被聘任为临床教授的协和毕业生。其中一项重要成果是其与朱宪彝共同命名了"肾性骨营养不良"（renal osteodystrophy）这一疾病，这是首个由中国人命名的疾病，相关论文于 1942 年 4 月在《科学》（*Science*）上发表。

12月8日　太平洋战争爆发。日本侵略军占领医院，医院被迫停诊，并停止接收新病人。

一九四二年

1月19日　王锡炽召集全院职工，决定关闭医院。1月28日，最后一批患者出院。1月31日，所有员工离开医院，医院关闭。

医院关闭期间

1941年12月8日后，校长胡恒德，内科学系主任斯乃博，内科学系主任、总务长博文一起被关押，其余外籍员工被限制活动。此后，斯乃博于1942年8月被交换离开中国，其他人被关押至抗战结束。

1943年9月，协和所有美籍员工被送回纽约。

中国籍员工部分自行开业，如刘士豪、诸福棠、林巧稚等。部分赴中和医院（今北京大学人民医院前身），如孟继懋、钟惠澜被聘为院长，胡正详、谢志光、卢观全、林巧稚、罗宗贤也相继应聘，并带去曾宪九、周华康、葛秦生等一批青年医师。诸福棠后与吴瑞萍、邓金鎏创建私立儿童医院（今北京儿童医院前身）。部分赴天津，如朱宪彝、宋杰、施锡恩、方先之等创建恩光医院、天和医院等。

1943年，聂毓禅带领部分护士学校师生辗转至成都继续办学。1946年6月回到北京。聂毓禅继续担任护校校长并参与筹备北京协和医院复院工作，兼任护理部主任。1946 年 10 月，任中华护士学会（1964 年更名为中华护理学会）第十五届理事长，并于 1948 年 10 月连任第十六届理事长。

一九四八年

5月1日　北平协和医院正式复院，李克鸿任医院院长。内科、外科率先恢复，门诊同日开诊，P楼（现老楼16号楼）1层、2层病房开放，床位总计25张。

内科主任为张孝骞（年底赴任），副主任为襄教授邓家栋（8月赴任）。张安是复院后首任内科总住院医师，带领住院医师方圻、丘福禧开展工作。此后两年，张孝骞招贤纳士、重组内科，成立了胃肠（含内分泌）、心肾、传染（含免疫）、血液和呼吸5个专业组，分别由文士域、黄宛、张学德、邓家栋和朱贵卿负责。

外科主任为娄克斯，襄教授吴英恺领导胸外科专业组，主治医师曾宪九领导基本外科专业组。陆惟善是复院后首任外科总住院医师，带领住院医师桂世礽、吴蔚然开展工作。外科麻醉由助理住院医师侯幼临兼管，推行气管内麻醉方式。

病理学、放射学、检验学、细菌学、寄生虫学临床检查开放，病案科、药剂科等恢复工作。

5月　医院积极推进抗感染新药在临床的应用。复院第一份病历记录了青霉素的成功应用。同月，医院开始在临床应用链霉素。

7月5日　H楼（现老楼8号楼）1层病房开放，内、外科共用床位 30 张。

7月　林巧稚任妇产科主任,为妇产科首任中国籍科主任。妇产科门诊开诊,K 楼(现老楼 11 号楼)3 层妇产科病房开放,床位总计 25 张。葛秦生是复院后首位妇产科主治医师,叶惠芳为首任妇产科总住院医师。

9月　协和成立党的外围组织"秘密读书会"。新中国成立前夕更名为"协新社",成员包括全体地下党员及党外积极分子,其中职工里的"协新社"成员独立建成"唯物社"。

10月　谢志光赴广州岭南大学医学院任院长兼放射科主任。医院放射科工作由许建良、徐海超负责。

12月 24 日　北京协和医学院补办 1943 届学生毕业典礼,21 位毕业生中的 10 人参加。张安在医院内科工作,陆惟善在外科工作,叶惠芳、宋鸿钊在妇产科工作。

12月　医院血库恢复,外科总住院医师陆惟善负责,细菌室、护理部、内科和妇产科共管。

一九四九年

1月1日　刘士豪任内科临诊教授。1月10日，老楼8号楼2层内科病房启用，床位30张。

1月　医院恢复胸科门诊，由内科朱贵卿与外科吴英恺联合出诊，每两周召开一次胸部疑难病例多学科讨论会。

1月　外科恢复骨科专业组，孟继懋被聘为骨科组荣誉顾问。12月，骨科门诊和病房恢复。1951年8月王桂生回国加入骨科组，任副教授。

2月3日　北平和平解放后，协和地下党组织进步群众参加解放军入城仪式。

2月　钟惠澜被聘为内科荣誉顾问。

5月　外科恢复牙科组。

* 1952年，牙科组独立成为口腔科。1956年12月，王巧璋接替宋儒耀担任主任。

上半年　医院恢复耳鼻喉科，刘瑞华被聘为耳鼻喉科荣誉顾问。

* 1950年8月，徐荫祥任耳鼻喉科襄教授。

上半年　外科恢复泌尿外科专业组，谢元甫被聘为泌尿外科组荣誉顾问。

7月1日　生殖泌尿科门诊开诊。

＊1951年4月21日，天津中央医院虞颂庭兼任泌尿外科组负责人，半年后由北京大学医学院吴阶平兼任负责人。

7月1日　神经精神科恢复，许英魁任首任中国籍科主任。10月，冯应琨回国来院任副教授。

7月1日　儿科恢复，周华康任主任。9月，诸福棠任儿科荣誉顾问，翌年9月任儿科临诊教授。

7月　外科恢复神经外科专业组，冯传宜为负责人。

8月　协和地下党组织向群众公开，成立职工支部、学生支部，支部书记分别为祝寿河、李佩珊，两个支部共26名党员。10月，协和团支部成立，首任团支部书记为饶毓菩。

9月27日　因北平市更名为北京市，院名由"北平协和医院"改称"北京协和医院"。12月，北京执行委员会正式批准该更名。

10月1日　中华人民共和国成立。医院工会会员在中央工会组织下参加开国大典群众游行。

10月9日　返院日活动举办，150余位协和校友参加活动。

一九五〇年

2月　内科传染组实验室建立。

6月　娄克斯返美。吴英恺任外科代主任，于娄克斯辞职后任外科主任，为医院首任中国籍外科主任。

10月上旬　应朝鲜党和政府的请求，中共中央作出抗美援朝、保家卫国的战略决策。11月8日，中央军委总后勤部卫生部向医院借用床位250张，成立军委总后勤部卫生部直属北京第二医院，22日改称军委总后勤部卫生部直属中国医院，救治人民志愿军伤病员。

下半年　黄宛回国，负责内科心肾组，建立实验室，将老式弦线式心电图机升级改造为国内首台12导联心电图机，并在全国推广应用。

冬　医院恢复皮肤科，李洪迥任主任。

一九五一年

1月20日　中央人民政府教育部和卫生部接管北京协和医学院和北京协和医院。

2月24日　北京协和医院与中国医院合并，成立合并委员会，医院更名为"中国协和医院"。4月20日合并工作完成，李克鸿任院长；陈协、张庆松任副院长；刘士豪任生化学系主任（兼）；胡正详任病理学系主任；冯兰洲任寄生虫学系主任；张乃初任细菌学系主任；许建良任放射学系主任；张孝骞任内科学系主任；林巧稚任妇产科学系主任；张庆松任耳鼻喉科主任；周华康任儿科主任；许英魁任神经精神科主任；吴英恺任外科学系主任；曾宪九任基本外科组主任；虞颂庭任泌尿外科组主任（兼）；聂毓禅任护校校长兼护理部主任；陈剑星任总务长。

2月　刘士豪在《血液》（*Blood*）上发表了2例不典型阵发性睡眠性血红蛋白尿症（PNH）病例，报道了多项鉴别PNH的实验室检测方法，开国内PNH研究之先河。

* 1982年，内科血液组国内率先开展蛇毒因子溶血实验，建立PNH的实验室诊断方法。

3月17日　医院派出首支17人医疗队作为北京市抗美援朝志愿

手术第二队前往长春市立医院，救治抗美援朝志愿军伤员，吴英恺任顾问，罗桂珍负责护理工作。两年间医院共派出 22 批 109 人次参加北京市抗美援朝志愿手术队、北京市志愿医疗队，在东北救治抗美援朝志愿军伤员。

4 月 18 日　曾宪九独立完成中国首例胰十二指肠切除手术（Whipple 手术）。

5 月 21 日　医院接收首批 118 名抗美援朝志愿军伤员。

6 月 22 日　北京市军管会选派张之强任军事代表、政治委员，参与协和的全面管理。

7 月　李洪迥主编专著《梅毒学》出版。

8 月 1 日　中华医学会神经精神科学分会成立，许英魁任第一届主任委员。

10 月 26 日　黄宛、方圻等在国内率先开展右心导管检查，为介入心脏病学的发展和血流动力学监测的应用奠定了基础。

12 月　胡正详等编著的以国内病理资料为主的专著《病理学》出版。

本年　医院开设 5 楼 2 门诊，开始承担党和国家交办的涉外医疗和干部保健任务。

一九五二年

1月1日　为加强国防建设，中国协和医院拨归中央人民革命军事委员会建制，受军委卫生部和人民政府双重领导。

3月5日　协和479人签名志愿赴朝参加志愿防疫工作，参与反细菌战。

3月11日　军委卫生部将中央防疫委员会研究机关设在协和，谢少文主持反细菌战实验室鉴定，冯兰洲、齐长才、俞用川、李家宏等参与调查和病原鉴定。

6月23日—8月6日　由瑞典、法国、英国、意大利、巴西、苏联、中国等国的科学家组成"调查在朝鲜和中国的细菌战事实国际科学委员会"，到中国和朝鲜对美国细菌战事实进行实地调查，钟惠澜任专家联络员。张学德、张乃初参加《调查在朝鲜和中国的细菌战事实国际科学委员会报告书》的著述工作。张学德参与筹办"美国军队细菌战罪行展览会"，该展览在东德柏林和奥地利维也纳展出。

9月27日　林巧稚在《人民日报》上发表《打开协和窗户看祖国》一文，抒发了一名医务工作者对新中国的热爱。

11月　外科麻醉组成立，谢荣兼任麻醉教授，赵俊、罗来葵为专职麻醉医师。

    本年　宋儒耀在外科病房开辟收治口腔颌面部战伤畸形和肿瘤病人的专门病区。

一九五三年

4月23日　林巧稚当选全国妇联第二届执行委员会委员。

5月　方圻在朝鲜开城志愿军谈判代表团医院工作，持续至1955年1月。

* 1954年1月，方圻获中国人民志愿军关防授予的抗美援朝三等功。

6月　总后勤部卫生部批准吴英恺、邓家栋、许英魁、冯兰洲、李洪迥、曹松年、徐荫祥、李克鸿、张学德、张乃初、朱贵卿、曾宪九、周华康、胡懋华、曾绵才、张晓楼等22人为教授。

7月　医院派出黄宛、黄大显、陆惟善、叶惠芳、李耕田、吴之康、马承宣、聂毓禅、李功宋、康礼源、匡培根、曹起龙、卢世璧、汪月增、丁自超、高育璇、曹丹庆、徐海超、曾逖闻等筹建协和第二临床学院，位于五棵松，床位数400张。该院于8月15日并入中国人民解放军总医院。

8月19日　中华人民共和国第一部药典《中华人民共和国药典》正式出版。原协和药剂科主任孟目的任卫生部第一届药典委员会总干事。林巧稚、张孝骞作为委员，对药典名称、收载品种、专用名词、度量衡等发挥专家咨询作用。

10月　内科住院医师陈星正、护士苗文娟参加抗美援朝国际医防队，在朝鲜志愿军后方直属医院工作一年。

＊1954年12月，苗文娟获中国人民志愿军关防授予的抗美援朝三等功。

11月30日　中国人民解放军总后勤部卫生部直属中国共产党委员会批准中共北京协和医院委员会成立，罗诚任医院首任党委书记。

一九五四年

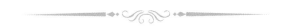

夏　中国人民解放军总后勤部卫生部与东北军区卫生部在辽阳201 医院组建"战伤外科医疗研究组"，吴英恺任组长，从协和等医院抽调宋儒耀、宋献文、李学增、冯传宜、赵葆洵、王积诰等 50 多人，护士长和护理骨干若干，对 1000 多例晚期战伤士兵进行治疗、康复训练 10 个月。

9 月　林巧稚、黄家驷、吴英恺当选第一届全国人民代表大会代表。

12 月 8 日　中华医学会病理学分会成立，胡正详任第一届主任委员。

一九五五年

6月3日　张孝骞、林巧稚、吴英恺、诸福棠（临诊教授）、钟惠澜（临诊教授）等当选中国科学院第一批学部委员。林巧稚是唯一的女性学部委员。

本年　医院推行分级护理制度，结合病情及治疗原则将病室护理分为三级，使危重病人得到更深入细致的照顾。

本年　神经科建立临床脑电图实验室。

＊1963年11月，冯应琨首创将针灸毫针用作蝶骨电极，应用于常规脑电图检查，这种方法沿用至今。

本年　医院成立由院长直接领导的中医办公室，即中医科的前身，邀请名中医袁鹤侪、施今墨来院指导，并委派史济招、王台随师学习中医。

一九五六年

1月10日　张孝骞增补为中国人民政治协商会议第二届全国委员会委员。

1月14日—20日　中共中央召开关于知识分子问题的会议，充分肯定知识分子在社会主义建设中的作用，宣布知识分子的绝大部分已经是工人阶级的一部分，提出制定科学技术发展远景规划的任务，向全国发出了"向现代科学进军"的号召。本年起，张孝骞、林巧稚等多名教授参加制定"1956—1967年科学技术发展远景规划纲要"，医院大部分科研工作纳入全国性规划。

1月28日　中国共产党北京市委员会决定筹建积水潭医院。孟继懋被任命为首任院长，宋献文、陈嘉尔和赵溥泉被抽调参与积水潭医院筹建工作。

4月6日　医院党的建设工作进一步加强，邓家栋、许英魁、胡懋华、冯传宜等集中宣誓入党。

＊1955年至1956年，24名协和高级知识分子加入中国共产党。

4月16日　中国人民解放军胸科医院在京郊黑山扈成立。吴英恺被任命为首任院长兼外科主任，朱贵卿、侯幼临、方圻、罗慰慈、黄国俊、邵令方、郭加强等被抽调参与胸科医院筹建工作。

4 月　邹路得回国，陆续开展听骨畸形、镫骨切除等中耳内耳手术。

5 月　文士域、胡懋华、费立民、史济招发表《溃疡性结肠炎二十三例之分析与探讨》，这是远东地区最早的炎症性肠病文献。

5 月　耳鼻喉科恢复变态反应门诊，建立变态反应实验室。本年，中国第一个变态反应科成立，张庆松兼任首任主任。

9 月 1 日　中国协和医学院和中国协和医院正式移交中央卫生部管理。

12 月 24 日　医院接诊连体患者刘氏兄弟。次年 4 月 27 日完成中国有病历记载的最早、最完整的成人连体人手术。

本年　王桂生在国内率先开展脊柱前路手术（Hong-kong Operation）治疗脊柱结核。

本年　谢少文调任中国人民解放军军事医学科学院微生物学和流行病学研究所所长。此后刘永、蒋豫图等多名协和医生和学者调入军事医学科学院及其下属医院、研究所。

一九五七年

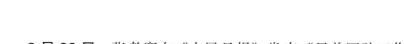

3月22日　张孝骞在《人民日报》发表《目前医院工作中的几个问题》，5月14日又在《健康报》发表《医学教育中要解决的几个问题》，同月撰文《中国协和医学院应该恢复医学生教育》，其关于恢复协和长学制医学教育的建议同年被国务院采纳。

3月　中国协和医学院生物化学激素研究组与北京协和医院内科内分泌组合并，成立内分泌科，刘士豪任首任主任。

* 1959年6月，国务院批准恢复长学制医学院，成立中国医科大学（现北京协和医学院）。

4月18日　邓家栋筹建输血及血液学研究所及附属医院（现中国医学科学院血液学研究所、血液病医院），任首任所院长，从协和调入杨崇礼、杨学庸参与筹建工作。

5月14日　为建立全国医学科学研究中心，经国务院规划委员会批准，中国协和医学院与中国医学科学院（原中央卫生研究院）合作委员会成立，后更名两院合并筹备委员会。

5月　张学德调入解放军302医院并任首任院长。

* 1958年起兼任中国人民解放军军事医学科学院微生物学和流行病学研究所副所长。

夏 医院开展反右派斗争，后严重扩大化。医学院院长李宗恩、医院院长李克鸿等被错划为右派，免职下放改造。

* 1979 年，在贯彻中共中央 [1978] 55 号文件之后，经复查全部改正。

11 月 25 日 卫生部确定中国协和医学院与中国医学科学院合并后的名称为"中国医学科学院"，其附属医院称为"北京协和医院"。

11 月 我国派出 60 位科学家组成的中国访苏科学技术代表团，张孝骞等参加。

12 月 张绍逖任医院党委书记。

12 月 李洪迥、曹松年、周光霁、徐文严等被抽调至中国医学科学院皮肤病研究所工作，胡传揆任所长、李洪迥任副所长。李洪迥等设计了消灭性病的方案，在江西宁都实施并向全国防疫人员示范，全国性病消灭运动高潮掀起。1964 年我国基本消灭梅毒。

本年 宋儒耀筹建中国医学科学院整形外科医院，任首任院长，从协和调入桂世礽、赵恩生、凌贻淳和郭光昭参与筹建工作。

本年 李洪迥、陈兰英利用医院和厂矿生产煤气所余煤焦油制成医用煤焦油院内制剂，缓解了中国皮肤科断药困境。此后，医院多科室联合研制成功"新麻滴鼻液""复方磺胺噻唑阴道发泡片""咳四""氟万""松万"等几百种院内制剂。

一九五八年

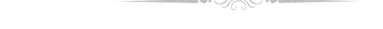

3月15日　日坛医院（现中国医学科学院肿瘤医院）创建，从协和调入谷铣之、王正颜、苏学曾、曾绵才、刘炽明、杨大望、于同瑞、屠规益、黄国俊、胡郁华、孙燕、殷蔚伯和张惠兰等，放射科绝大部分设备迁入。

3月　医院派出4人参加在北京举办的第一期放射性同位素临床应用训练班。周前学习回院后筹建医院同位素室。后在国内率先开展甲状腺吸碘实验、^{131}碘治疗甲亢等临床诊断和治疗。

6月1日　中国医学科学院创建首都儿科研究所，将协和儿科迁址到南礼士路，诸福棠任所长，周华康任副所长。从协和调入的还有潘俨若、张梓荆、薛沁冰、赵时敏、朱传橹、施惠平、顾孝文、陈国凤、王慧瑛、李家宜、曹玉璞、潘素英、宋秀英、欧阳宗仁、徐琼枝、彭世瑜、郑企静、孙国贤和张叔伦。

6月27日　谭壮任医院院长。

7月　林巧稚主持的北京地区8万名居民妇女宫颈癌筛查项目启动。至翌年8月25日，完成了地区内适龄女性10035人的宫颈癌普查，为子宫颈癌的流行病学研究及细胞学筛选法提供了大量可靠证据。

7月 史济招、朱预、张之南、葛秦生、张育轩等8位西医师，脱产参加第二届中医研究院西学中班，学习一年。

* 1959年11月，朱预任中医办公室主任。

7月—9月 胡正详、胡懋华、郭玉璞等参加中国医学科学院矽肺调查研究队，深入江西大吉山钨矿井调查矽肺发病情况，对矽肺的病理、X线诊断与分期标准等展开研究。

8月 中国人民解放军胸科医院从部队系统转入中国医学科学院，更名为阜外医院，吴英恺任首任院长。除援建胸科医院的协和骨干外，又调入黄宛、王诗恒、刘玉清、林训生、张英珊、张琪、蔡如升、孙瑞龙、陈星正、陈在嘉、刘力生、徐守春等参与筹建工作。

8月 医院成立检验科，张乃初任首任主任。检验科分设临检室、病毒室、细菌血清室、寄生虫室、血化室和血库。

本年 宋鸿钊等首次使用6-巯基嘌呤对一例绒癌患者进行化学治疗，获得治愈效果。

一九五九年

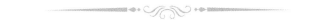

3月11日　林巧稚、黄家驷当选第二届全国人民代表大会代表。

4月11日　张孝骞、林巧稚当选中国人民政治协商会议第三届全国委员会委员。4月29日，林巧稚当选中国人民政治协商会议第三届全国委员会常务委员。

6月6日　北京妇产医院落成。林巧稚作为该医院的创建者、首任院长，在医院选址、设计、筹建和人才培养上作出了突出贡献。

7月　曾宪九在《中国医学科学院院报》上发表《必须重视提高病历质量》。外科召开青年座谈会，开展病历书写质控，举办优秀病历展览。

一九六〇年

3月5日　林巧稚、李美瑃获全国妇联授予的"三八红旗手"称号。

5月　黄家驷主编的《外科学各论》出版。

*　在此基础上充实发展的《外科学》于1964年11月出版，1986年第四版发行时更名为《黄家驷外科学》。《黄家驷外科学》第五版获首届国家图书奖（1993年）。

6月1日　全国文教群英会在京召开，林巧稚获"全国先进工作者"称号并出席大会。

11月—12月　医院调整领导班子。11月董炳琨调入医院任副院长。12月林钧才调入医院任院长。

本年　妇产科开始尝试对绒癌患者进行保留子宫的治疗策略并取得成功，打破了绒癌患者切除子宫的诊疗常规。

一九六一年

1月　医院党委贯彻落实中国共产党第八届中央委员会第九次全体会议提出的"调整、巩固、充实、提高"八字方针，成立调查研究组。在林钧才、董炳琨带领下，实行"知无不言、言无不尽、言者无罪、闻者足戒"的原则和"不抓辫子、不打棍子、不戴帽子"的"三不政策"，开展为期一年多的调查研究工作。

夏　变态反应科首次发现并证实蒿属花粉是中国北方地区夏秋季花粉症的主要致敏花粉。

秋　周华康带领籍孝诚、潘俨偌、朱传橚等重建儿科，与东单三条儿童医院协作开设儿科病房。

12月　中医科成立，史济招任副主任并主持工作。名中医任应秋、李重人、陈慎吾来院出诊。开设中医病房（床位数12张），建立实验室，开设针灸门诊，承担中国医科大学部分教学工作。

本年　曾宪九创建外科代谢与营养实验室。

本年　黄家驷重建外科胸心外科专业组。

一九六二年

1月　林钧才、董炳琨历经一年多的调查研究，发布《关于协和医院当前加强医院管理、提高医疗质量的十二条意见》和《医院工作41条》，采取定方向、定任务、定人员、定设备、定制度的"五定"措施，健全医疗记录、加强病案管理、建立医疗护理常规、进行基础训练、恢复学术活动，医院呈现出新面貌。

1月　李洪迥带领周光霁、陈锡唐等重建皮肤科。

2月　为贯彻执行《高等教育60条》，黄家驷主持老教授座谈会，张孝骞、林巧稚、刘士豪、朱贵卿、胡懋华、李洪迥、张庆松等参加。4月，会议讨论形成《老协和医学院教学工作经验初步总结》，提炼出了著名的"三基""三严"*原则。

3月　林巧稚带领妇产科与儿科周华康、籍孝诚等合作成功抢救新中国首例新生儿溶血症患儿。患儿母亲为其取名"王协和"。

6月27日—30日　中共北京协和医院第一次代表大会召开。9月11日—15日，中共北京协和医院党员大会召开，选举产生第二届中共北京协和医院委员会，林钧才当选党委书记。

---

* "三基"指基础理论、基本知识、基本技能；"三严"指严格的要求、严密的方法、严肃的态度。

12 月 28 日　医院举办张孝骞65岁生日会、从医40周年纪念会。内科赠送由郭沫若题字的齐白石画作《九鸡图》。

本年　医院成立学术委员会，张孝骞任主任委员，董炳琨任副主任委员。

本年　张孝骞在内科设立医学遗传组，由罗会元负责。

本年　朱贵卿、罗慰慈重返协和，与朱元珏重组内科呼吸组。

一九六三年

————— ❧ —————

3月10日　全国医学科学工作会议召开，张孝骞、林巧稚等参会代表受到毛泽东同志亲切接见。

本年　医院引进肌电图仪，开展临床肌电图检查。

＊1981年汤晓芙自丹麦学习回国后建立了临床神经电生理实验室，达到当时世界先进水平。

一九六四年

7月31日　陈坤惕当选中华护理学会第十八届理事长，任职至1983年，是中华护理学会任职时间最长的理事长。

10月　曾宪九、蒋朱明、费立民撰写的《测定人总体水的重水稀释法》论文发表，这是中国第一次完成人总体水的准确测定，在国际上仅晚于美国和瑞典。

11月18日　张孝骞、王诗恒、刘士豪、胡正详当选中国人民政治协商会议第四届全国委员会委员。

12月12日　林巧稚、黄家驷、邓家栋、曾宪九当选第三届全国人民代表大会代表。

一九六五年

1月3日　林巧稚当选第三届全国人民代表大会常务委员会委员。

1月5日　张孝骞当选中国人民政治协商会议第四届全国委员会常务委员。

2月中旬—6月底　中国医学科学院组建以黄家驷为队长的农村巡回医疗队，林巧稚、吴英恺、刘士豪、曾宪九、李洪迥、周华康、金兰、张承芬等30余位协和名专家深入湖南湘阴农村，开展为期4个半月的巡回医疗。治疗3万余名病人，开展手术数百例；举办半农半读医学班，集体编写《农村医学》和《农村卫生员课本》培训教材；林巧稚、周华康、夏宗馥编写《农村妇幼卫生常识问答》，向广大农村普及妇女儿童卫生知识。

2月　刘士豪、谢少文、王世真、许建生指导内分泌科研究生陈智周成功建立胰岛素的放射免疫测定法并完成临床验证。

* 20世纪80年代前后，内分泌科、核医学科、病理科、外科基本外科组、内科胃肠组等相继建立起T3、T4、TSH、生长激素、胃肠激素等的放射免疫测定法。

下半年　医院先后派出6批次农村巡回医疗队，前往湖南湘阴、北京顺义、湖北麻城、大庆油田等地工作。

本年 在 4 种口服避孕药临床试用研究全国总结会上，葛秦生首次提出减量设想，推动 1967 年四分之一小剂量口服避孕药在中国上市。

本年 王桂生在国内率先应用人工股骨头置换治疗股骨颈骨折。

一九六六年

5月11日—16日　中共北京协和医院党员大会召开，选举产生第三届中共北京协和医院委员会，林钧才当选党委书记。

9月29日　医院更名为中国医学科学院北京反帝医院。

本年　医院派出第一批西北医疗队。

＊截至1977年共派出10批西北医疗队，共计260余人次。

本年　检验科等多科协作，在国内率先成功研制尿蛋白、尿糖、酮体、胆红素、pH、潜血等12种快速检验试纸。

一九六七年

本年　同位素室与仪器所研制成功的国内第一台肾图仪在中国出口商品交易会（"广交会"）展出。

一九六八年

7月　内科心肾组在国内首批应用腹膜透析治疗肾功能衰竭患者。

12月　林钧才调任新成立的桂林南溪山医院院长。后又将张乃峥、陈寿坡、蒋明、刘焕民、刘慧春、曹玉璞、席素珍、董英琦、潘瑞芹、范雨田、王福权、张秀杰、解毓章等人调入，加强各专科力量，救治来自前线的越南籍伤病员。

＊1976年南溪山医院移交给地方。

本年　崔静宜任医院党委书记兼院长。

一九六九年

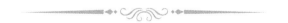

9月9日　李邦琦因受国家委派参与胡志明救治工作，获越南社会主义共和国颁发的"胡志明奖状"。

年底　协和病理系随中国医学科学院实验医学研究所（现中国医学科学院基础医学研究所）南迁至四川简阳，刘彤华留京成立医院病理室。

一九七〇年

1月5日　云南通海、峨山、建水等地发生 7.8 级地震。医院派出朱预（队长）、史轶蘩等 53 人组成医疗队参与抗震救灾。

年底　同位素室研制成功 ^{131}锡–^{131m}铟和 ^{99}钼–^{99m}锝发生器，逐步建立了脑、肾、肺淋巴、胎盘等的扫描方法并应用于临床。

一九七一年

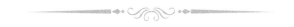

5月21日　周恩来在人民大会堂为第一批中央赴西藏阿里医疗队举办欢送会。医院派出11人参加，保卫处牛进凯任队长，队员有：金媛、黄金龙、王显伦、花天放、刘月娟、徐蕴华、王菊芬、龚慰如、李静贞和张连山。

*　截至1977年，医院累计派出6批47人次赴西藏阿里工作，每批队员在藏工作一年。中央赴西藏阿里医疗队队员有：

*　1972年，第二批中央赴西藏阿里医疗队（9人）：陈德昌、唐伟松、郭美丽、吴慕贞、李兰苓、陈定一、高孟麟、屠宝珍、吴松发。

*　1973年，第三批中央赴西藏阿里医疗队（8人）：戈介寿、郎景和、余光明、张振寰、李舜伟、张潜娜、吴桂兰、韩玉卿。

*　1974年，第四批中央赴西藏阿里医疗队（8人）：张继春、潘孝仁、叶启彬、杜源耀、周秀英、王胜利、卢延、刘桂芝。

*　1975年，第五批中央赴西藏阿里医疗队（6人）：于宗河、张若莲、武永吉、李泽坚、徐承芬、姜节良。

*　1977年，第七批中央赴西藏阿里医疗队（5人）：麦灿荣、庄礼定、廖福桂、杨淑琴、战峰。

7月　美国总统国家安全事务助理基辛格（Henry Kissinger）访华，为美国总统尼克松（Richard Nixon）访华做准备。同期来华的美国《纽约时报》副社长赖斯顿（James Reston）在北京突发急性阑尾炎，在协和医院接受了手术治疗，术后用针灸治疗缓解了病痛。曾宪九发现其术后血尿的病因为青霉素过敏。7月26日，《纽约时报》头版发表了赖斯顿署名报道，增进了美国社会对新中国卫生事业的了解，引发了美国的针灸热潮。

10月25日　第二十六届联合国大会以压倒性多数的票数通过2758号决议，恢复中华人民共和国在联合国的一切合法权利。翌年，医院开始派出内科医师担任中国常驻联合国代表团医官，毕增祺、张尤局、黄征波、沈悌、吴梓涛和陆慰萱6人先后服务20年。

12月　为开展中西医结合工作，培养西学中人员，医院聘请祝谌予等举办西学中脱产学习班。

* 至1979年共举办10期，培训647人。

本年　医院引进部分国内尚无法生产的静脉脂肪乳剂、复方静脉氨基酸制剂、静脉多种维生素制剂等营养素，在国内率先开展肠外肠内营养支持的治疗和研究，部分受试患者肠瘘愈合、临床结局改善。

一九七二年

1月1日　卫生部军管会下发《关于反帝医院更改名称的通知》，"自一九七二年一月一日起，改名为首都医院（反帝医院）"。

2月21日—28日　美国总统尼克松一行400余人访问中国，医院承担医疗保障任务。医院成立了由孙季明、崔静宜为正副组长的接待领导小组，组建了27人的急救小队和14人的外宾病房医护小组，另派7人到院外医疗点。代表团成员之一联合国儿童基金会主席格兰特（James P. Grant）提及自己出生在协和，病案室很快找出其母亲病案，将格兰特出生时印在母亲病案里的小脚印送给他作留念。

10月12日—11月23日　应美国国立卫生研究院（NIH）和美国医学会（AMA）邀请，吴蔚然、林巧稚等13人组成的中华医学会代表团于10月12日抵美，14日在白宫受到尼克松总统接见并合影留念。这是新中国首个访美的科学代表团。11月2日代表团抵达加拿大，访问10天；11月13日抵达法国，访问10天。

11月27日—12月9日　在9月中日建交背景下，陈敏章代表内科胃肠组接待日本奥林巴斯医学代表团一行5人来华进行纤维内窥镜技术交流和示范操作活动。此后内科胃肠组率先在国内引进并开展纤维胃镜、结肠镜等检查技术。

　　本年　理疗科成立超声专业组。内科呼吸组建立呼吸监护室。

一九七三年

2月28日—3月3日　中共首都医院委员会党员大会召开，选举产生中共首都医院委员会（即中共北京协和医院第四届委员会），崔静宜当选党委书记。

4月18日　卫生部选派优秀青年医生出国进修，陆召麟、姜永金、陈绍先赴英国进修。

5月25日　最后一届军管会撤离。医院团委恢复，团员总数422人。

夏　在医学院教务长章央芬的大力推动下，医院将已分配到全国各地的八年制医学生以进修生身份召回。

＊截至1976年底，约250人回院进修1至3年，为改革开放后恢复研究生招生、缓解医院人才断档打下基础。

9月　吴英恺当选1975—1977年度国际外科学会副主席。

本年　陈敏章完成中国首例逆行胰胆管造影术（ERCP）。

本年　林巧稚当选世界卫生组织（WHO）医学顾问委员会顾问，任期5年。

＊自1973年至1977年，林巧稚每年赴WHO总部瑞士日内瓦出席会议。

本年 张庆松、王直中完成协和首例经鼻垂体瘤切除术。

＊ 至1980年，耳鼻喉科完成该类手术40例。在王直中指导下，神经外科尹昭炎、任祖渊1978年起在国内最早开展经口鼻蝶入路垂体腺瘤切除术，此后不断改进手术方式，手术疗效达到国际先进水平。

一九七四年

4 月　医院连续派出支援平谷医疗队（至 1977 年累计派出 231 人）。

本年　曾宪九创建胰腺协作组并担任负责人，张孝骞为顾问，主要参与者包括朱预、钟守先、陈敏章、陈寿坡、陆星华、张铁樑、刘彤华，联合开展胰腺癌的基础与临床研究。

本年　检验科自主研发"六通道分立式生化自动分析仪"和"一通道 / 三通道生化自动分析仪"，实现了自动化操作。

本年　同位素室与北京综合仪器厂（国营 261 厂）合作研制国内第一套符合国际原子能机构标准的甲状腺 ^{131} 碘功能仪（1975 年正式上市）。

本年　医院举办第一届病历展。

* 后分别于 1984 年、1989 年、1992 年、2006 年、2011 年、2021 年举办病历展。

本年　张承芬与相关科研单位合作，成功研发国产红宝石激光，率先应用于临床眼底病治疗。

* 1977 年 9 月研制新型氩离子激光器。"红宝石与氩离子激光治疗眼底病"获卫生部 1980 年度医药卫生科技成果甲级奖，主要完成人：张承芬、朱宣和、张潜娜。

一九七五年

1月8日　外宾医疗科成立，冯传宜任主任。

＊1999年1月1日，外宾医疗科更名为特需医疗部。2002年4月5日，医院保健处成立。2007年7月6日，医院重新组建特需医疗部，刘晓红任特需医疗部主任，李冬晶任保健医疗部主任。2007年12月，特需医疗部更名为国际医疗部。

1月　林巧稚、黄家驷当选第四届全国人民代表大会代表。1月17日，林巧稚当选第四届全国人民代表大会常务委员会委员。

4月15日　门诊楼奠基，规划设计日门诊量2千人次，是北京市首个独立的门诊楼。1978年9月21日，门诊楼正式开诊运行。

8月23日　曾宪九改良空肠Roux-en-Y吻合方式，后称"曾氏半周同步吻合"，可有效防止术后食物反流。

本年　经医院党委批准，郭赛珊与钱会勤成为祝谌予的学术继承人。

本年　检验科成立荧光免疫室，建立8项荧光抗体免疫技术，开展了15种自身抗体的检查。

本年　王巧璋提出龋齿病因的糖原学说。

本年　骨科组提出并应用带肌蒂骨瓣植骨治疗骶髂关节结核，用氮芥灌注治疗恶性骨肿瘤，提高了此类患者的生存率。

本年 李洪迥、陈兰英将二甲基硅油制成硅霜类制剂。该制剂可有效保护皮肤，起到防裂、防冻和保湿功效，且不引起皮肤过敏反应。此后，硅霜一直作为院内制剂由药剂科制剂室生产，得到广大患者和同行一致好评。

＊1992年，协和硅霜转化成正式产品上市。

本年 在王爱霞倡议下，医院血库国内率先对献血者开展乙肝表面抗原检测（对流免疫电泳法）。

＊1992年，国内率先对献血者开展乙肝核心抗体检测（酶免法）。

一九七六年

7月28日　河北唐山丰南地区发生里氏 7.8 级强烈地震，并波及天津、北京等地。大量伤病员涌入医院，医院承担了繁重的救治任务。医院迅速组建医疗队赴天津宝坻县救灾、赴沈阳抢救伤员，并组织 220 余名医务人员深入工厂、农村、地段居民点，为群众防病治病；设置 6 个居民医疗点和外宾医疗点，担负数万居民的防治任务；派出 5 人参加抗震卫生知识宣传材料的制作和上万名伤员药品配备方案的制定。

一九七七年

10月 张孝骞诊断中国首例、世界第8例肿瘤诱发的骨软化症。该患者接受手术治疗后痊愈。

* 该病例发表于1980年第3期《中华医学杂志》。

本年 在林巧稚支持下，孙念怙等建立产科遗传实验室，国内率先开展羊水细胞体外培养及胎儿染色体核型分析。翌年开始测定孕母血清及羊水中的甲胎蛋白，用于诊断胎儿畸形。

* "产前诊断先天性疾病"获卫生部1980年度医药卫生科技成果甲级奖。主要完成人：孙念怙、王凤云。

一九七八年

1月　医院党委开展"怎样做一个名副其实的共产党员"思政教育工作。

2月18日　张孝骞、黄家驷、曾宪九、王诗恒、陈坤惕当选中国人民政治协商会议第五届全国委员会委员。3月8日，张孝骞当选中国人民政治协商会议第五届全国委员会常务委员。

2月　医院恢复招收研究生。当年10月第一批120名研究生入院。

2月　林巧稚当选第五届全国人民代表大会代表。3月5日，林巧稚当选第五届全国人民代表大会常务委员会委员。

3月18日—31日　全国科学大会召开。邓小平在会议开幕式上的讲话中强调科学技术是生产力，指出为社会主义服务的脑力劳动者是劳动人民的一部分。张孝骞、林巧稚作为科学工作者代表参会。会议对7657项科技成果进行表彰，医院牵头或参与完成的"根治绒癌的研究""胰胆管逆行造影的临床应用"等17个项目获奖。

5月　祝谌予在《中医杂志》发表《用活血化瘀法为主治疗糖尿病病例报告》，首次提出活血化瘀法治疗糖尿病的学术观点。

7月22日　中断14年的科学研究人员职务名称确定和晋升工作

恢复。当年，方圻、宋鸿钊晋升研究员，朱预、连利娟、张乃峥、邹路得、王德修、祝谌予晋升副研究员。

10月 池芝盛首次提出中国人糖尿病诊断标准125mg/dl（6.9 mmol/L），通称为"兰州会议标准"，领先美国糖尿病学会标准（1997年）和WHO标准（1999年）20年。

12月27日 医院更名为中国医学科学院首都医院。

本年 蒋朱明在曾宪九、吴蔚然、朱预等指导下，在第九届全国外科学术会议上作《静脉营养治疗外科危重病人》的报告，这是国内第一篇静脉营养临床应用报告。

本年 陈敏章牵头组建克罗恩病研究协作组并任负责人，张孝骞任顾问，成员包括潘国宗、刘彤华、朱预、麦灿荣、陈桂滋等。

＊1979年，潘国宗与刘彤华合作提出了中国克罗恩病的诊断标准及其与慢性肠结核的鉴别诊断标准。该标准被多部临床教科书引用，至今仍在临床应用。2012年9月，在克罗恩病协作组基础上，疑难病会诊中心肠病专业组成立。

本年 血库从检验科中独立，改为由业务部（今医务处）主管

＊1995年10月，输血科成立，褚富兰任首任主任。

一九七九年

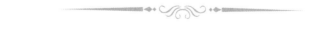

1月　医院成立实验核医学研究室，王世真自中国医学科学院放射医学研究所调入，任研究室主任。

3月　同位素室更名为核医学科，原同位素室主任周前继续主持工作。

4月14日　欧阳启旭任医院院长。

9月　张乃峥在国内率先成立内科临床免疫学及风湿病组并主持工作，开设专科病房和门诊，建立风湿病学研究实验室。

10月　连利娟、唐敏一、刘彤华等在国际上率先发现卵巢未成熟型畸胎瘤恶性程度逆转的规律，成果发表于《中华妇产科杂志》。

11月26日　王辅民任医院党委书记。

11月　胰腺协作组在国内率先开展细针穿刺细胞活检，胰和壶腹区细针活检诊断正确率达到国际先进水平。

本年　医院党委在拨乱反正、恢复调整的基础上，全面落实党的知识分子政策，完成历史政治案件审查工作，179人立案结论，133件历史积案处理。

本年　内科肾脏病组成立，毕增祺主持工作。

本年　在美国妇科内镜学会主席菲利普斯（Jordan Phillips）等的

大力支持下，医院在全国率先开展腹腔镜妇科手术。

本年 检验科通过中美合作在国内率先建立现代自动化实验室，生化、细菌、免疫、临检等检测从手工操作步入快速便捷的自动化时代。

本年 "胰岛素瘤的研究"获卫生部 1979 年度医药卫生科技成果甲级奖。主要完成人：曾宪九。

一九八〇年

1月　苑勰按照中医活血化淤原理，研制中药方剂"79—2"（复松片）用于硬皮病治疗，取得良好临床疗效。后进一步改良方剂，成功研发"79—5"（复甦片）和"79—6"（复康片）。

春夏　吴阶平、张孝骞、章央芬和张乃峥组成考察组，赴加拿大和美国考察医学教育。

5月27日　中华医学会核医学分会成立，王世真任第一届主任委员。

6月6日　邹路得等自制电极，为一位语后聋成人植入国内首例单通道插座式人工耳蜗，使患者重获音感。（"插入式人工耳蜗植入重建语后全聋病人听觉的研究"获卫生部1981年度医药卫生科技成果甲级奖，主要获奖人：邹路得、王忠植、胡岢）。

本年　刘彤华在国内率先开展免疫组化病理新技术，并向全国推广。

本年　吴德诚率先开展经尿道前列腺电切术，使前列腺增生治疗恢复加快、痛苦减轻。

本年　肾内科创建血液透析室，常规开展腹膜式血液透析，成为国内最早开展动静脉床旁持续血液滤过治疗的单位之一。

本年 医院成立儿科遗传咨询门诊。次年，儿科建立溶酶体病的酶学诊断方法。

一九八一年

1月　医院建立世界卫生组织国际分类家族中国合作中心，冯传宜任首任主任。

3月30日　国务院批准中国科学院增补一批学部委员，王世真、吴阶平当选。

9月23日　医院在全国政协礼堂召开座谈会，庆祝著名医学家、医学教育家张孝骞从事医学工作六十年。座谈会上宣读了陈云的贺信。邓颖超参加座谈会并向张孝骞赠送花篮和贺信。

9月　吴之康带领骨科组在国内率先开展脊柱畸形的临床研究和手术治疗，将国外先进技术和脊柱畸形器械引进国内。

＊1983年10月，骨科组邀请北美脊柱外科协会主席阿姆斯特朗（Gordon Armstrong）讲学，举办第一届全国现代脊柱外科学习班。

10月31日　中共首都医院委员会党员大会召开，选举产生中共首都医院第二届委员会（即中共北京协和医院第五届委员会），王辅民当选党委书记。大会明确了党政分工，医院逐步实行和健全党委领导下的院长负责制和科室主任负责制。

11月23日　中共首都医院第一届纪律检查委员会成立。张义芳任纪委书记。

11月 协和成为国务院批准的首批博士和硕士学位授予单位之一。医院首批博士学位授予点6个，包括：内科学、外科学、妇产科学、眼科学、神经病学、核医学；首批硕士学位授予点11个。

* 截至2021年，有博士学位授予点24个、硕士学位授予点34个。

本年 在曾宪九倡导下，外科血管外科专业组成立，由汪忠镐负责。

本年 内科肾脏病组与药厂合作制成用于治疗慢性肾衰竭肾用氨基酸，采取低蛋白饮食补充必需氨基酸来延缓慢性肾功能衰竭进展。

* 2012年国际KDIGO指南证实协和理念和技术的先进性。

本年 "完全胃肠外营养临床应用"获卫生部1981年度医药卫生科技成果甲级奖。主要完成人：曾宪九、朱预、蒋朱明、杨利学、杨乃发。

一九八二年

2月　曾宪九指导陈德昌在外科创建中国首个规范化综合性重症监护病房（ICU）。

＊1983年12月9日，ICU独立成科，命名为加强医疗科，陈德昌任首任主任，这是中国最早建立的重症医学科之一。

5月29日—7月6日　欧阳启旭、冯传宜等一行5人赴英美16家医疗机构调研学习现代化医院管理经验。

9月　林巧稚主编的《妇科肿瘤》出版发行。后经连利娟组织妇产科医生编辑再版第二、三、四版，更名为《林巧稚妇科肿瘤学》。

11月　籍孝诚、周华康、赵时敏等建立新生儿重症监护病房（NICU）。

本年　黄席珍在国内率先开展阻塞性睡眠呼吸暂停综合征的临床研究，建立了国内首个睡眠呼吸实验室。

本年　"马疫锥虫间接免疫荧光法测定系统性红斑狼疮的双抗链DNA抗体"获卫生部1982年度医药卫生科技成果甲级奖。主要完成人：李洪迥、徐世正、王慧珍。

本年　"血清促甲状腺激素释放激素放射免疫测定法的建立"获卫生部1982年度医药卫生科技成果甲级奖。主要完成人：刘世贞、周前、徐洛、尹伯元、孙恒德、林美玲、游原英。

本年 郎景和在全国妇产科学术大会上首次报告腹腔镜在妇科的应用。

一九八三年

2月　卫生部部长崔月犁带领工作组进驻医院，试点医院体制改革。2月9日，医院与中国医学科学院正式签订了"定额包干，超额提奖"的承包合同。

* 1984年4月17日，医院成为卫生部国家工资改革试点单位。扩大医院管理自主权、明确目标管理责任制、打破平均主义大锅饭、挖掘潜力开专家门诊、调整新技术收费标准、横向联合增服务功能等6条改革经验辐射全国。

3月17日　张义芳任医院党委书记，陈敏章任医院院长。

4月15日　医院在原急诊室的基础上成立急诊科，邵孝鉷任首任主任。这是中国首个独立建制的急诊科。

4月28日　张孝骞、黄家驷、曾宪九、王诗恒、祝谌予、宋鸿钊、陈坤惕当选中国人民政治协商会议第六届全国委员会委员。6月17日，张孝骞当选中国人民政治协商会议第六届全国委员会常务委员。

5月9日　林雨当选第六届全国人民代表大会代表。

7月　医院成立中国第一个消化内镜培训中心，陈敏章兼任中心主任。

9月10日 王巧璋当选全国妇联第五届执行委员会委员。

9月12日 凌秀珍获全国妇联授予的"全国三八红旗手"称号。郑于勤获全国妇联授予的"全国五好家庭"表彰。

12月9日 理疗科更名为物理医学康复科。

* 2021年2月，物理医学康复科更名为康复医学科。

本年 内分泌科成为卫生部第一批临床药理研究基地的专业组。

本年 医院引进全国首台光子发射断层仪（SPECT），使核医学诊断技术实现由粗放到精细、从平面到立体的质的飞跃。

* 1984年6月22日，经卫生部批准，医院牵头成立首都核医学中心。

本年 医院建立艰难梭菌性肠炎的诊断、治疗和预防方案，通过院感监测有效控制了该病的院内暴发流行。

* 医院长期组织院内及全国病原菌耐药监测及耐药机制的研究，1991年全国首家制作细菌耐药监测卡向全院发布。

一九八四年

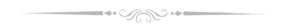

年初 麻醉科从外科中独立,赵俊任首任主任。

* 1989 年,在罗爱伦、谢荣、赵俊等倡导下,卫生部宣布麻醉科成为二级临床学科。

4 月 5 日 医院接诊在执行公务中被歹徒近距离枪击、造成肠道19 处穿孔及断裂的黑龙江省刑警宋强。经过长达 370 天的静脉营养支持、9 次手术,患者体重从入院时的 49 公斤增至 69 公斤,成功康复出院。

4 月 14 日 医院举办第一届职工运动会。

* 截至 2021 年共举办 28 届职工运动会。

6 月 13 日 卫生部批复,首都医院为司局级单位。

7 月 7 日 医院派出王元萼、黄席珍、张思源、陈定一、范大矩、杜源耀、张克军 7 人,参加中国医学科学院首批援藏医疗组,对口支援西藏自治区人民医院。此后十年,医院又陆续派出宋宗禄、邓国华、杨剑秋、张丹青、刘福成、胡大文、黄惠芳、赖宗白、杜德顺、刘庆武、杜社章、臧美孚、谢田、何萃华、张蕴等 15 人参加援藏医疗组。陈定一分别于 1984 年和 1986 年两次主动援藏。

9 月 26 日 放射治疗室从放射科独立,成立放射治疗科,周觉初任首任主任。

9月30日　中央批准陈敏章任卫生部副部长、党组书记。

＊1987年4月，陈敏章任卫生部部长、党组书记。

9月　医院组建药事委员会，陈兰英任首任主任委员。药事委员会采用专家论证方式科学选药、清廉购药，引领全国医院药学管理。

＊2005年，赵玉沛牵头药事委员会改革，组建专家库，进一步优化决策机制。

10月23日　中日友好医院正式启用。协和派出潘瑞芹、杨秉贤、左焕琮、戴希真、陈锡唐、王玉山、林友华、潘孝仁、陶学濂、张雪哲、郦筱能、蒋玉玲、孙心铨、王忠植、邢淑敏、李恩生、潘其英、姜梅、石健民、贾乃光、吴铁镛、董恩钰、王国相、张光铂、孔庆玟、王燕琪、吴永佩、姜节良、樊兆生、徐丽娟等参与筹建工作。

12月1日　医院在全国政协礼堂举行庆贺会，祝贺李洪迥、冯应琨、曾宪九、祝谌予、周华康、胡懋华、王桂生从事医学工作五十年。

12月14日　朱预任医院院长。

一九八五年

1月22日　王荣金任医院代理党委书记。

2月20日　中国第一个南极考察站——长城站在南极建成。9月，医院首次派出外科医生参加中国南极考察队并担任随队医生。

＊1985年至1992年，张锐强、陈国刚、屈振生、杨勇、林进、纪志刚先后在长城站工作，1990年至1998年，桑新亭、苗齐、王惠君、仇建国、吴斌先后在中山站工作。

2月　妇产科首次在国内统一了先天性阴道斜隔的疾病命名，并根据阴道斜隔形态提出三种分型指导治疗方案。

＊2015年在原分型基础上进一步提出了新的分型系统，增加了宫颈阴道闭锁新亚型，被国际广泛引用。

3月18日　医院名称恢复为北京协和医院。赵朴初为院名题字，6月5日举行北京协和医院中英文院名铜牌挂牌仪式。

4月　医院引进第一台直线加速器。

5月　中华医学会风湿病学分会正式成立，张乃峥任第一届主任委员。

6月20日　医院成立电子计算机室（现信息中心）。此后陆续完成门急诊、住院病人工作统计程序，住院病人费用管理程序，药库管理程序，眼科流行病调查数据处理程序等的编写工作并上线使用。

＊1987 年，李包罗牵头的微机药品库存管理系统和临床药物咨询系统获卫生部科技进步奖三等奖。

6 月 王爱霞诊断中国大陆第一例输入型艾滋病病例。张慧信、崔全才、王若虹完成中国首例艾滋病尸检，刘彤华出具病理报告。

＊王爱霞 1994 年底率先建立医院 P3 实验室，开展 ELISA 和蛋白印迹法检测抗 HIV 抗体，1995 年牵头起草艾滋病诊治国家标准。

7 月 9 日 药剂科编纂的《北京协和医院基本用药品种目录》由《健康报》整版刊登，卫生部要求各医院参照协和目录，杜绝使用非医疗用药及劣药。

11 月 20 日 方圻获中共北京市委、卫生部党组授予的模范共产党员称号。11 月 21 日，人民日报头版和四版分别刊登《自觉做到病人第一、事业第一、党的利益第一，方圻荣获模范共产党员称号》消息和《模范共产党员方圻教授》人物事迹。12 月 27 日，医院召开学习方圻同志模范事迹座谈会。

12 月 18 日 中央电视台《新闻联播》报道内科党总支胃肠血液组党支部接收 88 岁高龄的张孝骞入党大会。

一九八六年

2月19日　78岁的冯应琨宣誓入党。他曾为党和国家的统战工作作出卓越贡献。

4月17日　超声诊断科从理疗科中独立成科，张缙熙任首任主任。

＊2012年更名为超声医学科。

5月1日　方圻荣获中华全国总工会授予的"全国五一劳动奖章"。

5月15日　"绒癌的根治疗法及推广"荣获1985年度国家科学技术进步奖一等奖，主要完成人为宋鸿钊、吴葆桢、唐敏一、王元萼、杨秀玉。次日，宋鸿钊在全国科技工作者先进事迹报告会上作报告。

5月24日　《人民日报》头版刊载北京协和医院药剂科署名文章《药品缺货严重　诊病医疗困难》，此后胰岛素等临床必需药品供应保障问题得到全社会高度关注。

上半年　医院设立医疗成果奖，评选出8个二等奖、3个三等奖和1个单项奖。

＊此后医院每年组织评选，截至2021年已有2425个项目参评，901个项目获奖。该做法推动医疗质量和临床研究水平不断提升。

本年 孙念怙等率先成功应用胎儿镜活检，诊断 14 例假肥大肌营养不良症（DMD）。

＊1988 年，孙念怙国内较早应用分子生物学技术对 DMD 进行基因诊断。

一九八七年

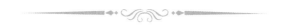

5月1日　宋鸿钊获中华全国总工会授予的"全国五一劳动奖章"。

5月28日　邵孝鉷牵头成立中华医学会急诊医学分会，并任第一届主任委员。

7月23日　王荣金任医院党委书记。

8月　卫生部在北京、上海、湖南确立3个国家级遗传医学中心。"北京·中国遗传医学中心"设在中国医学科学院，由北京协和医院儿科、妇产科及基础医学研究所医学遗传室组成。

10月17日　中共北京协和医院委员会第六次代表大会召开，选举产生中共北京协和医院第六届委员会、第二届纪律检查委员会。王荣金当选党委书记，宗淑杰当选纪委书记。

10月25日—11月1日　中国共产党第十三次全国代表大会举行，方圻作为中国共产党第十三次全国代表大会代表参会。这是医院首位党的全国代表大会代表。

12月12日　医院新业务楼（现内科楼）奠基，李鹏出席奠基典礼。

12月23日　医院成立改革发展处（1988年更名为改革发展办公室），副院长蒋王元兼任处长。

本年 医院加强对住院医师的管理，由住院医师本人、上级医师、科主任共同填写《住院医师手册》，记录住院医生接触病种、参加手术、从事科研工作等情况。

一九八八年

1月29日　医院建立职工代表大会制度，北京协和医院第一届职工代表大会召开。

2月13日　方圻任医院名誉院长。

3月6日　王诗恒、祝谌予、宋鸿钊、陈坤惕、乐铜当选中国人民政治协商会议第七届全国委员会委员。

7月15日　"抗核抗体谱的建立及其临床意义"研究荣获1988年度国家科学技术进步奖三等奖，主要完成人为张乃峥、董怡、蒋明、宋琴芳、陈培珍。

8月1月　中国医学科学院、中共中国医学科学院委员会作出《关于开展向张孝骞学习的决定》，北京协和医院编著的《张孝骞》出版发行。

9月5日　王巧璋当选全国妇联第六届执行委员会委员。

11月26日　协和代谢实验室获批卫生部内分泌重点实验室，史轶蘩、赵玉沛、夏维波先后担任实验室主任。

本年　宋鸿钊任国际滋养细胞疾病学会（ISSTD）第四届主席，在北京举办了ISSTD双年会。

一九八九年

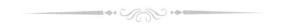

9月28日　方圻获国务院授予的全国先进工作者称号。

12月19日　医院荣获1989年度国家科学技术进步奖二等奖2项，三等奖1项。

"人工胃肠（静脉营养）支持的进步"获1989年度国家科学技术进步奖二等奖，主要完成人为蒋朱明、朱预、吴蔚然、何桂珍、杨乃发。

"卵巢癌淋巴转移的研究"获1989年度国家科学技术进步奖二等奖，主要完成人为吴葆桢、郎景和、黄荣丽、唐敏一、赵荣国、连利娟。

"脊柱侧凸症的研究"获1989年度国家科学技术进步奖三等奖，主要完成人为吴之康、任玉珠、叶启彬、李世英、邱贵兴。

本年　变态反应科牵头完成中国首次全国气传花粉调查。

＊1991年出版专著《中国气传和致敏花粉》，1993年牵头完成中国首次全国气传真菌调查并于1995年出版《中国气传致敏真菌调查》专著。

一九九〇年

4月　由口腔科激光室、眼科、皮肤科共建的激光医学中心开诊。

＊ 1991年，激光医学中心成立，高孟麟任主任。

6月23日　由中国残疾人联合会、卫生部共同拨款资助的北京协和医院眼库成立，开展人体角膜获取与分配工作。

9月22日—10月7日　第十一届亚洲运动会在北京举行。这是中国首次承办的综合性国际体育大赛。医院承担亚运会多项医疗保障任务，完成主会场贵宾室、购物中心医疗点现场保障，成立院内应急医疗队，承担3个亚运观摩团50余人次医疗保障任务，治疗抢救病人99人次。

10月10日　学习林巧稚奉献精神大会在人民大会堂举办。李鹏、李先念、邓颖超等分别为大会题词，并号召全国医务工作者学习林巧稚大夫的高尚品德。《中国现代科学家（二）》纪念邮票一套4枚发行，第1枚为"医学科学家林巧稚"。

10月　院内机关刊物《党内通讯》发行。

＊ 至1992年8月，共出版33期。

年底　在国家教委（现教育部）开展的首轮国家重点学科评选中，

医院核医学专业（核医学科）、血液专业（内科血液组）、心血管专业（内科心脏病组）获批成为国家重点学科。

* 1996 年 11 月 22 日，核医学科、血液内科、心内科再次通过复审成为国家重点学科。

本年 医院组织编写《临床技术常规》《医技技术常规》《检验技术常规》《医院工作制度和工作人员职责》，修订《临床、医技科室考核标准》。

本年 内科心脏病组在国内率先开展经食管超声检查，国内较早开展血管内超声的临床应用。

本年 陈民钧、李世泰主编的专著《性传播疾病临床与实验诊断》出版。

* 翌年，李世泰牵头制定卫生部行业标准《梅毒诊断标准及处理原则 GB 15974—1995》。

一九九一年

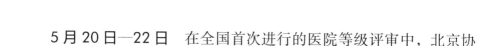

5月20日—22日　在全国首次进行的医院等级评审中，北京协和医院以最高分通过评审，成为国内首批三级甲等医院。

5月　北京协和医院科技开发公司成立，蒋王元兼任第一届董事长。此后，医院自行研制的硅霜、过敏原（又称变应原）诊断试剂等投入生产并进入市场销售。

6月　祝谌予被人事部、卫生部、国家中医药管理局评定为全国继承老中医专家学术经验指导老师。

8月　江淮流域发生特大洪灾。医院派出医疗队赴安徽寿县防病除害救灾，诊治1000余人次，抢救10余人。

8月　医院与平谷区签订对口支援协议，派出10批101人次开展查房、会诊、手术、讲课。

＊1991年—1992年共派出180人次。

9月9日　医院建院七十周年之际，举办协和精神研讨会，医院党委组织全院上下广泛讨论，凝练出"严谨、求精、勤奋、奉献"的协和精神。9月16日被确定为北京协和医院院庆日。

9月14日　庆祝北京协和医院建院70周年大会在首都剧场举行，杨尚昆、李鹏、李先念等党和国家领导人题词祝贺。李铁映、宋任穷等分别出席了庆祝大会和招待会。陈敏章到会并讲话。

院庆系列活动还包括：建院 70 周年文艺汇演、"我是协和人"演讲比赛、北京协和医院 70 周年院庆展览、科研成果报告会等。

10 月 11 日 中华医学会糖尿病学分会成立，池芝盛任第一届主任委员。

12 月 6 日 医院荣获 1991 年度国家科学技术进步奖三等奖 2 项。

"特发性生长激素缺乏症的临床研究"获 1991 年度国家科学技术进步奖三等奖，主要完成人为史轶蘩、邓洁英、鲍秀兰、高淑敏、刘蓉。

"糖尿病视网膜病变的临床研究"获 1991 年度国家科学技术进步奖三等奖，主要完成人为张承芬、朱宣和、董方田、叶俊杰、张潜娜。

一九九二年

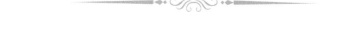

1月　医院举办第一届中医拜师会，全国首批名老中医药专家学术经验继承工作指导老师祝谌予招收董振华、季元为学术经验继承人。

＊截至 2021 年，医院共举办六届中医拜师会。

9月　《生殖医学杂志》创刊，肖碧莲、葛秦生任主编。

10月10日　《北京协和医院院刊》试 1 刊发行，《党内通讯》停刊。

＊自 1992 年 10 月至 2003 年 11 月，院刊共发行 204 期。

11月10日　《中国现代科学家（三）》纪念邮票一套 4 枚发行，第 2 枚为"微生物学家汤飞凡"，第 3 枚为"医学家张孝骞"。

11月　陆召麟任医院院长，朱预任医院顾问。

12月7日　"激素分泌性垂体瘤的临床及基础研究"获 1992 年度国家科学技术进步奖一等奖，主要完成人：史轶蘩、任祖渊、邓洁英、劳远琇、陆召麟、尹昭炎、王直中、臧旭、金自孟、周觉初、王维钧、张涛、赵俊、李包罗、苏长保。12 月 11 日，史轶蘩接受党和国家领导人接见，并在座谈会上发言。

12月26日　医院高分通过由世界卫生组织、联合国儿童基金会、卫生部组织的"中国首批爱婴医院"评审，成为国内首批"爱婴医院"。

12 月 30 日　协和硅霜正式投产。医院举办新闻发布会，十多家主流媒体对医院深化改革、科技成果转化进行了报道。

＊ 2010 年正式注册"精心"商标，"精心"牌硅霜等产品受到市场广泛认可。

本年　医院首次招收科研博士后。

一九九三年

2月15日　医院在人民大会堂举办新闻发布会，发布医院牵头研制的营养产品——加力宝高蛋白流食。

2月19日　黄人健、宋鸿钊、罗爱伦、郑法雷当选中国人民政治协商会议第八届全国委员会委员。

2月22日　朱预当选第八届全国人民代表大会代表。

3月1日　联合国儿童基金会执行主席格兰特一行到医院调研"爱婴医院"建设情况。

3月20日　中共北京协和医院委员会第七次代表大会召开，选举产生中共北京协和医院第七届委员会、第三届纪律检查委员会。宗淑杰当选党委书记，李美琏当选纪委专职副书记（纪委书记暂缺）。

4月　宗淑杰任医院党委书记。

5月5日　眼科完成国内首例PRK准分子角膜屈光手术。

* 1997年国内率先开展LASIK准分子激光角膜切削术。2011年国内率先开展全飞秒SMILE手术。

5月23日　血液净化中心成立并开诊，隶属于肾内科，李学旺兼任中心主任。

5月28日　医院由"中国协和医科大学临床部"更名为"中国

协和医科大学临床学院"，重新调整医院教学体系，成立了内科学系、外科学系、妇产科学系 3 个学系，内分泌、皮肤科、实验诊断、急诊医学、危重病学、麻醉、放射医学、核医学、B 超、眼科、口腔科、耳鼻喉、变态反应、康复理疗、儿科、病理、神经精神和中医等 18 个教研室。

※ 此后新增：临床流行病教研室（1994 年）、老年医学系（2014 年）、麻醉学系（2014 年）、全科医学系（2014 年）、临床检验诊断学系（2014 年）。

5 月　医院对学科布局进行调整。

基本外科、骨科、泌尿外科、神经外科、心胸外科从外科独立成科。任祖渊任外科学系主任、神经外科主任，唐伟松任外科学系副主任、基本外科主任，李世英任骨科主任，臧美孚任泌尿外科主任，李泽坚任心胸外科主任。

风湿免疫科、呼吸内科（2018 年更名为呼吸与危重症医学科）、血液内科、消化内科、感染内科、肾内科、心内科从内科独立成科。朱元珏任内科学系主任、呼吸内科主任，吴宁任心内科主任，郑法雷任肾内科主任，董怡任风湿免疫科主任，王爱霞任感染内科主任，武永吉任血液内科主任，陆星华任消化内科主任（7 月 14 日任命）。

9 月 1 日　口腔科与美国哥伦比亚大学牙医学院合作成立北京协和——庆瑞口腔种植研究中心，为国内首家中外合作的口腔种植机构。（1996 年这一合作扩大至耳鼻喉科、骨科等多个科室）。

10 月 30 日　医院党委举办"协和人讲传统话医德"座谈会和《协和人讲传统话医德》新书发布会。书中董炳琨在《珍惜历史遗产，发扬协和精神》一文中提出"协和精神是两大意识流汇合的结晶。一是忠于科学的事业精神，一是忠于人民的奉献精神"。

12月2日　沈铿获卫生部、总后勤部卫生部、国家中医药管理局等单位联合授予的第一届全国百名中青年医学科技之星称号。

12月21日　皮肤科研发的鬼臼毒素、鬼臼毒素酊获卫生部二类新药证书，研发团队主要成员有：王宝玺、王家璧、周光霁。

一九九四年

1月31日　"胃肠激素及其受体的基础和临床研究"获1993年度国家科学技术进步奖二等奖，主要完成人为陈元方、潘国宗、陈寿坡、陆国钧、周志超、侯雪、孙钢。

3月15日　医院成立院感监控室，隶属于医务处，是医院感染管理委员会的办事机构，盛瑞媛主持工作。

3月22日　"北京协和医院——世界卫生组织人类生殖研究合作中心"成立。

5月　麻醉科率先将病人自控镇痛（PCA）技术引入国内。

＊1995年7月，首次将PCA技术用于术后病人疼痛管理，之后PCA逐渐成为临床术后镇痛的常用方法之一。2004年4月12日，成立医院急性疼痛服务（APS）小组，全面管理全院疼痛诊疗。

6月1日　医院引进的0.3T核磁完成安装调试正式运行。

6月1日　医院挂号及病案追踪管理系统上线。

9月　葛秦生在国际上首次提出建立性发育异常的三层次分类法（性染色体异常、性腺发育异常、性激素与功能异常），被称为"葛氏协和分类法"。

＊"性发育异常的临床和基础研究"获卫生部1996年度医药卫

生科技进步奖一等奖，主要完成人：葛秦生、叶丽珍、黄尚志、谷春霞、何方方、郁琦、田秦杰、林守清、娄连弟、唐敏一。

9月　邓国华赴中央人民政府驻香港联络办公室医疗保健室工作，历任副主任、主任（至1999年11月完成保健任务）。

11月　潘国宗等主编的《现代胃肠病学》出版。

＊该成果获卫生部1997年度医药卫生科技进步奖一等奖，主要完成人：潘国宗、曹世植、陈元方、陆星华、刘彤华、陈寿坡、柯美云、麦灿荣、方秀才、孙钢。

12月2日　心胸外科拆分为心外科、胸外科2个独立科室，刘晓程任首任心外科主任，李泽坚任首任胸外科主任。

一九九五年

1月20日　全国卫生工作会议召开，方圻荣获卫生部、国家中医药管理局和国家人事部联合授予的第二届白求恩奖章。同日下午，北京市召开白求恩奖章获得者事迹报告会。

2月21日　医院举行座谈会，缅怀为协和勤恳工作40多年的普通员工周振华，学习周振华20多年来坚持上夜班，及时准确把海量化验单归入病历、供临床使用的敬业精神。

4月1日　"大病统筹、公费医疗"办公室成立，门诊办公室副主任车轲兼任主任。

＊1997年3月29日更名为医疗保险办公室。2018年8月更名为医疗保险管理处。

5月　曹克利完成国内首例多导人工耳蜗植入手术。

7月7日　吴阶平、宋鸿钊当选中国工程院院士。

8月11日　超声诊断科与美国杰斐逊大学超声教育研究所联合成立"北京协和——美国杰斐逊超声教育中心"，开展超声领域教学与研究，推动彩超技术在中国推广应用。

8月　临床药理研究中心成立，史轶蘩任首任主任。

＊1996年1月3日，医院成立独立的药物临床试验伦理委员会。

1999 年，"国家新药（综合）临床试验研究中心"通过验收，这是全国首批 10 个中心中唯一的综合性药物临床试验中心。

9 月　为纪念中国人民抗日战争胜利 50 周年，医院召开抗战老干部座谈会，举办苏萌、欧阳启旭等 14 位抗战老干部今夕风采图片展。

12 月 25 日　《人民日报》刊发头版文章《以科学协调生命的和谐——记北京协和医院》，赞扬了协和秉承优良传统，攻坚疑难病症，持续开拓创新的事迹。

本年　在联合国计划发展署（UNDP）指导下，医院率先实施整体护理。

　　* 翌年 8 月，卫生部成立由 98 家医院组成的"全国整体护理协作网"，协和为牵头单位。

本年　作为"中国 GCP 五人专家组"之一，游凯受卫生部委托参与中国首部《药物临床试验质量管理规范》（GCP）的起草工作（规范于 1998 年 3 月 2 日正式颁布）。

本年　崔丽英在国内率先开展单纤维肌电图等多种神经电生理临床检查项目，对重症肌无力、肌萎缩侧索硬化等的诊断发挥重要作用。

一九九六年

1月23日　医院荣获1995年度国家科学技术进步奖二等奖2项，三等奖2项。

"人胰腺癌的分子生物特点及反义基因调控对其恶性表型的逆转"获1995年度国家科学技术进步奖二等奖，主要完成人为刘彤华、陈杰、王志永、崔全才、李和伟、李德春、曾春旬、幺崇正、郭洪涛。

"射频消融治疗快速性心律失常仪器及临床应用研究"获1995年度国家科学技术进步奖二等奖，主要完成人为吴宁、蓝志强。

"原发性干燥综合征的系列研究"获1995年度国家科学技术进步奖三等奖，主要完成人为张乃峥、董怡、杨嘉林、唐福林、文竹咸。

"DMD/BMD进行性肌营养不良的产前诊断及基因分析"获1995年度国家科学技术进步奖三等奖，主要完成人为孙念怙、黄尚志、张俊武、吴元清、郭玉璞。

5月2日　北京协和博爱癫痫中心成立，李舜伟任主任。该中心应用多学科诊疗模式诊治癫痫。

5月8日　史轶蘩当选中国工程院院士。

7月　医院恢复住院医师24小时负责制。

9月16日　北京协和医院建院75周年暨新业务楼启用庆祝大会

在新业务楼四层多功能厅举办。江泽民、李鹏、乔石、李瑞环等题词祝贺。李鹏出席庆祝大会，为新业务楼启用剪彩并致辞。

院庆系列活动还包括：第三届"我是协和人"演讲比赛，"协和历史知识"竞赛活动，第二届协和精神研讨会，院庆75周年学术报告会，青年学术论文报告会，院旗、院歌、院徽院内征集活动，纪念建院75周年成果展览展示等。

10月14日 为提高查房质量，加强青年医师培养，医院录制以肾内科和基本外科为代表的标准化工作查房和教学查房录像，向全院推广。

本年 陈杰获卫生部、总后勤部卫生部、国家中医药管理局等单位联合授予的第二届全国百名中青年医学科技之星称号。陈杰入选国家"百千万人才工程"。

本年 在李大魁倡导下，协和在国内率先开展药品质量再评价，推动我国药品一致性研究。

一九九七年

4月11日　医院与美国麻省总医院举行国际远程会诊，来自中美两国的10余位专家通过远程医疗系统为一位5岁的隐球菌感染淋巴肉芽肿患儿举行联合会诊。5月8日《光明日报》报道了该新闻，陈敏章指出远程医疗在中国具有颇为可观的发展前景。

6月25日　医院在儿童剧场举办"喜迎香港回归，庆祝建党76周年"文艺汇演。

12月25日　"性发育异常的临床与基础研究"获1997年度国家科学技术进步奖三等奖，主要完成人为葛秦生、叶丽珍、黄尚志、谷春霞、何方方。

12月26日　张孝骞教授诞辰100周年纪念大会举办。张孝骞教授"注重临床、严谨治学、严格育人"思想研讨会同日举办。

本年　姜玉新在国内率先开展超声造影技术。

本年　医院首批上线中国医院信息系统（CHIS）。

＊至2000年该系统基本完成。该系统由卫生部医院管理研究所北京众邦惠智计算机系统集成有限公司开发，是国内首批基于Windows操作系统和大型关系型数据库的网络版HIS。

一九九八年

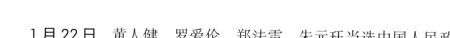

1月22日　黄人健、罗爱伦、郑法雷、朱元珏当选中国人民政治协商会议第九届全国委员会委员。

2月9日　药剂科、肾内科联合研发的碳酸钙片（协达利）获国家药品监督管理局新药证书及生产批件，研发团队主要成员有：李大魁、梅丹、李学旺。

2月25日　黄人健获全国妇联授予的"全国三八红旗手"称号。

2月　医院开设门诊检查结果查询台，提供检验结果一站式查询服务。翌年7月12日，门诊标本转送服务中心成立。

3月　医院参与中国人民对外友好协会副会长黄宗汉主持的"孙中山与北京"课题中的子课题"孙中山先生与北京协和医院"项目调研工作。7月28日，医院决定恢复孙中山住过的老楼5号楼220房间。

6月中旬—9月上旬　我国南方特别是长江流域及北方的嫩江、松花江流域出现历史上罕见的特大洪灾。8月26日—9月14日，医院派出5人参加国家防疫医疗队，赴湖南岳阳华容县洪山头大堤一线抗洪防疫。9月12日上午，医院组织大型赈灾义诊，全院近300人参加。

7月14日　由国家财政支持的全国首个PET中心落户协和，隶属于核医学科。(翌年 8 月 26 日，医院 PET 中心建成并投入使用)。

9 月 22 日　鲁重美任医院党委副书记、纪委书记。

10 月 1 日　《中华人民共和国献血法》开始实施。

＊ 自 1984 年至 1997 年底，医院连续 14 年被评选为公民义务献血先进单位，在此期间 716 人次参加义务献血或无偿献血，其中多人为多次献血。

10 月　医院工会获中华全国总工会授予的"全国模范职工之家"称号。

一九九九年

1月7日　"内皮素的基础和临床研究"获1998年度国家科学技术进步奖二等奖，主要完成人为曾正陪、唐朝枢、朱文玲、周爱儒、曹伟标、牛大地、金征宇、汤健、孙梅励。

2月　李太生建立临床细胞免疫实验室，制定了中国正常人淋巴细胞计数参考值。同年12月获由法国巴黎公立医院联合颁发的维多利亚·雨果奖，成为第一位获得该奖项的中国人。

3月1日　《人民日报》"百家名院巡礼"专栏发布首篇报道《生命协奏曲——记北京协和医院》。

3月25日　邓开叔任医院党委书记，鲁重美任医院常务副院长、法人代表。方文钧任党委副书记兼纪委书记。

6月1日　护理部在国内率先开展专科护士培养，医院首位专科护士来自腹膜透析中心。本年医院开设由医生、护士共同出诊的腹透中心门诊。

＊截至2021年共开设专科护理门诊14个。

9月25日　医院在长安大戏院举行文艺汇演，庆祝新中国成立五十周年、喜迎澳门回归。

9月26日　医院位列卫生部、国家中医药管理局、总后勤部卫生部联合评选的"优质服务百佳医院"榜首。

9 月 医院启动赴芬兰护理人才培养项目。

* 截至 2021 年共派出 82 人前往芬兰学习。

10 月 1 日 首都各界庆祝中华人民共和国成立 50 周年大会、阅兵仪式和群众游行举行。我院参与系列庆祝活动的医疗保障。

11 月 医院与香港大学联合成立香港大学——北京协和医院脊柱外科中心,邱贵兴任主任。

12 月 27 日 刘彤华当选中国工程院院士。

本年 医院在美国中华医学基金会(CMB)支持下,制定了"面向 21 世纪,建设高质量、低成本的中国学术型城市医疗卫生体系的计划",资助多名青年医师赴美访学,为医院建立老年医学科和普通内科、发展医学信息和医学教育储备了人才。

二〇〇〇年

1月12日　北京协和医院工会女教授联谊会（现女教授协会）成立，郭赛珊任第一届会长。

1月13日　妇产科、药剂科联合研发的戊酸雌二醇片（协坤）获卫生部新药证书及生产批件，研发团队主要成员有：林守清、梅丹、孔春根。

1月20日　《现代内科学》荣获1999年度国家科学技术进步奖二等奖，主要完成人为方圻、朱元珏、史轶蘩、吴宁、郭玉璞、牟善初、姚磊。

7月6日　医院首次派出医疗队参加共青团中央、卫生部共同组织的"中国青年卫生志愿者扶贫接力计划西部服务团"。7月—9月，第一批队员卢欣、杨毅、万伟琳在青海民和工作；10月—12月，第二批队员潘凌亚、何小东在青海西宁工作。

11月27日　于晓初增补为全国妇联第八届执行委员会委员。

12月　《眼底病学》获2000年度北京市科技进步一等奖。主要完成人：张承芬、陈有信、赵明威、董方田、费佩芬。

二〇〇一年

3月30日　医院首次参加由"香港明天更美好"基金会发起、卫生部等承办的健康快车流动眼科火车医院项目，来自眼科、手术室的5位医护人员赴四川自贡为患者进行免费白内障手术。

＊截至2021年，医院派出65人次前往全国9省13市扶贫治盲，实施列车上白内障手术1.5万台。

4月1日　《北京市基本医疗保险规定》施行，协和医院成为北京市第一批医疗保险定点医疗机构。为落实医改政策，整顿就医秩序，4月4日起，医院对专家门诊号及风湿免疫科、消化内科和乳腺外科专科号试行实名制挂号，后推广至全院。

4月22日　孟迅吾牵头成立中华医学会骨质疏松和骨矿盐疾病分会，并任第一届主任委员。

4月　医院教学楼启用。

4月　内科综合病房启用，为普通内科的前身。

＊2004年2月11日，普通内科从内科中独立成科，曾学军任首任主任。2019年更名为全科医学科（普通内科）。

5月21日　中华医学会变态反应学分会成立，叶世泰任名誉主任委员，张宏誉任第一届主任委员。

9月15日　北京协和医院建院80周年庆祝大会在教学楼举办。李瑞环、李岚清致信祝贺。诺贝尔物理学奖获得者丁肇中在学术论文报告会上作报告。

院庆系列活动还包括："我是协和人"演讲比赛、院史知识竞赛、文艺汇演、学术论文报告会、北京协和医院改革开放以来成就展、"假如我是一个病人"活动。

9月16日　《人民日报》刊发头版文章《严谨、求精、勤奋、奉献——北京协和医院不断发扬协和精神纪实》。

10月29日　北京市药品监督管理局颁发《医疗机构变态反应原制剂许可证》，医院成为国内唯一一家生产变态反应原的医疗单位。

10月　妇产科辅助生育与产前诊断中心成立。冷冻周期临床妊娠率、新鲜周期妊娠率处于国内先进水平。

12月21日　人民医学家林巧稚教授诞辰100周年纪念大会在人民大会堂举行。李鹏、李岚清分别题词、致信。王光英、钱正英为林巧稚铜像揭幕。《人民医学家林巧稚》纪念画册、《林巧稚纪念文集》和《人民医学家林巧稚》VCD光盘同日出版发行，林巧稚诞辰100周年展览展出。12月23日，医院十余人参加了在厦门举办的林巧稚诞辰100周年纪念活动，并进行义诊。

本年　急诊科进行医疗工作范围和流程以及分配制度改革。

本年　医院在全国率先成立医患关系办公室和医疗质量监控办公室。

二〇〇二年

1月8日　戚可名任医院院长。

1月18日　在教育部开展的第二轮国家重点学科评选工作中，协和18个学科、专业被评为国家重点学科，分别是心血管病、血液病、消化系病、内分泌与代谢病、免疫学、皮肤病与性病学、影像医学与核医学、外科学（骨外、胸心外）、妇产科学、肿瘤学、麻醉学、病理学与病理生理学、药物化学、微生物与生化药学、药理学、遗传学、细胞生物学、生物化学与分子生物学。

1月31日　医院与台湾高雄长庚医院合作，为一位26岁的女性肝豆状核变性患者完成北京首例成人亲体肝移植手术。

3月25日　根据卫生部、信息产业部《关于北京协和医院与信息产业部邮电总医院合并重组的通知》，北京协和医院与信息产业部邮电总医院合并重组。9月10日召开新闻发布会。9月15日在全国政协礼堂举办重组庆典大会。合并重组后医院增加床位500余张，形成东西两院区格局。

4月5日　北京协和医院成为中央保健基地。

5月15日　血管外科从基本外科中独立成科，管珩任首任主任。

6月28日　北京市医保中心首次公布医保定点医院对五种疾病

的最低治疗费和全市平均住院费情况。北京协和医院三种手术住院费用全市最低。在 10 月 27 日公布的第二批名单中，协和两种手术费用全市最低，整体保持低水平。

7 月 3 日　赵玉沛主刀完成国内首例经腹腔镜胰岛素瘤切除术，同时行脾囊肿开窗引流术。术后 15 分钟，患者血糖恢复正常。

7 月 29 日　肿瘤化疗科成立，陈书长任首任主任。

＊ 2006 年 4 月 25 日，肿瘤化疗科更名为肿瘤内科。

8 月　医院在国内首家引进 16 排高速 CT 机。

8 月　中共中央组织部、人力资源和社会保障部选派干部和人才对口支援新疆，医院首批派出钟勇、严晓伟赴新疆塔城地区人民医院工作一年。

＊ 截至 2021 年，医院共派出 75 人次参加该项目。

10 月　医院首次派出马水清参加中共中央组织部和共青团中央选派的博士服务团，赴江西省妇幼保健院挂职锻炼。

＊ 截至 2021 年，医院共派出韩丁、王轶、钟森等 15 人参加该项目。

二〇〇三年

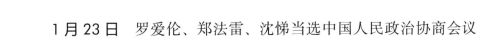

1月23日　罗爱伦、郑法雷、沈悌当选中国人民政治协商会议第十届全国委员会委员。

2月28日　医院荣获2002年度国家科学技术进步奖二等奖3项。

"全身感染与多器官功能障碍综合征的临床与基础研究"获2002年度国家科学技术进步奖二等奖，主要完成人为陈德昌、刘大为、马遂、杜斌、潘家绮、邱海波、孙东旭、马朋林、张海涛、朱立。

"原发性骨质疏松症的临床和实验研究"获2002年度国家科学技术进步奖二等奖，主要完成人为孟迅吾、徐苓、林守清、周学瀛、余卫、邢小平、秦明伟、夏维波、田均平。

"肠黏膜屏障损害和谷氨酰胺、肠内营养、生长激素对其影响"项目获2002年度国家科学技术进步奖二等奖，主要完成人为蒋朱明、王秀荣、何桂珍、刘跃武、张思源、于健春、马恩陵、杨乃发、舒红。

3月24日　整形美容外科成立，乔群任首任主任。

春　医院无痛牙科治疗中心成立，万阔任中心主任，这是国内首家口腔舒适化诊疗中心。

春　我国遭遇一场过去从未出现过的非典型肺炎（SARS）重大

疫情。全党全国人民在党中央、国务院坚强领导下，坚持一手抓防治非典，一手抓经济建设，夺取了防治非典工作的重大胜利。

医院积极响应党中央、国务院和北京市委、市政府的号召，成立SARS领导小组，开设四个病区（东院、西院、整形、中日），累计收治患者308例。全院3350名职工中，共有2306人次先后奔赴抗击疫情前线，陈德昌、王爱霞、朱元珏、陆慰萱和杜斌等加入北京市专家指导组。医院制定诊治标准和接诊流程图，最早提出"早期、小量、短程"激素治疗策略，在提高确诊率和治愈率、降低病死率、医护感染率和并发症发生率等方面作出了突出贡献。

4月—5月　王仲、倪安平、刘勇通过亲自采样、提取和检测，从79例确诊SARS病人鼻拭子、咽拭子标本中成功提取3株SARS病毒株，命名为PUMC 01—03，该病毒成功应用于恒河猴动物模型的建立。

5月1日　朱元珏、蔡柏蔷主编的国内第一本关于SARS诊治的教科书《严重急性呼吸综合征（SARS）诊治》出版。

5月12日　医院被全国妇联、卫生部授予"全国三八红旗集体"称号。

5月21日　为做好疑似SARS病人的排查，医院启动独立发热门诊建设，这一做法得到卫生部高度认可，并向全国推广医疗机构规范设置发热门诊的政策。

6月　在院感监控室的基础上，医院感染管理办公室成立，接受医院感染管理委员会指导。

上半年　医院共完成SARS病例尸检7例。

7月28日　医院获卫生部、人事部、国家中医药管理局授予的"全国卫生系统抗击非典先进集体"称号，戚可名获"全国卫生系统抗击非典先进个人"称号。

8月25日　于晓初当选全国妇联第九届执行委员会委员。

8月　医院获中华全国总工会授予的"全国五一劳动奖状"，李太生获"全国五一劳动奖章"。

9月　医院实施计算机挂号，提高了工作效率。

11月1日　医院全面总结SARS防治经验，组织编写的《北京协和医院SARS防治手册》出版。

11月6日　黄人健任中华护理学会第二十四届理事长。

12月29日　医院通过多学科协作，成功救治全国首例异位心脏的嗜铬细胞瘤患者。

二〇〇四年

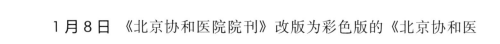

1月8日 《北京协和医院院刊》改版为彩色版的《北京协和医院院报》，为双周刊。

* 截至2021年底共刊发365期。

2月14日—15日 医院召开科主任述职大会，为建院83年以来首次。

2月18日 核医学科与内分泌科在国内率先将生长抑素受体显像成功用于肿瘤性骨软化症的诊治，在肿瘤的定位诊断中发挥了重要作用。

3月23日 医院成立经营管理处，王以朋任处长。此后医院改变了20余年的绩效分配模式，把医疗质量、患者安全和工作量等作为主要参考指标，阶段性达到激励员工、提高医院运营效率的目的。

* 2016年12月5日，绩效与运营管理办公室成立。

3月 医院建立学习资源中心。4月7日，胡应洲图书馆在该中心挂牌。

4月 向阳入选人事部等联合授予的首批"新世纪百千万人才工程"国家级人选。

5月6日 医院派出由马恩陵、赵宏、史冬雷、李敏组成的医疗专家组赴巴基斯坦卡拉奇，执行中方在巴遇袭伤员的救治任务。

6月　鲁重美任医院党委书记。

9月　霍英东为医院捐款1000万元港币，医院决定将这笔捐款作为医学发展基金，用于医学研究和疑难病诊治。

11月　医院在国内首家引进64排螺旋CT。

11月　中国医学科学院、中国协和医科大学党委书记刘谦兼任医院院长。

12月2日　中华医学会肠外肠内营养学分会成立，蒋朱明任第一届主任委员。

本年　为促进东西两院区融合发展，医院党委对总支、支部基层党组织机构设置作出调整，成立内科、外科、妇儿、五官、特需医疗（现健康医学系）、医技、后勤、机关、门急诊、离退休10个党总支，组建60个党支部。

　　*2018年3月19日，新成立西院党总支，医院党总支数增至11个。

本年　医院邀请来自全国各兄弟医院、担任中华医学会各专科分会常委以上的专家，对41个临床及医技科室进行学科评估，收到1074份同行评议。这是医院首次开展的学科评估。

本年　医院恢复医大本科生导师制。

本年　医院中心实验室启用。

二〇〇五年

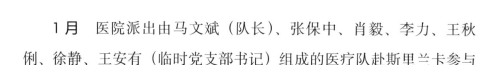

1月　医院派出由马文斌（队长）、张保中、肖毅、李力、王秋俐、徐静、王安有（临时党支部书记）组成的医疗队赴斯里兰卡参与海啸救援。

1月—翌年6月　医院党委深入贯彻落实中共中央和卫生部党组要求，开展保持共产党员先进性教育活动。

3月18日　中华医学会重症医学分会成立，刘大为任第一届主任委员。

4月　医院承办"第十届亚太地区骨科学会（APOA）脊柱手术演示暨脊柱疾病研讨会"，邱贵兴与来自亚太不同地区的23位著名脊柱外科医生演示手术25台，并进行相关专题报告。

4月29日　护理部被卫生部、全国妇联、总后勤部卫生部联合授予"全国卫生系统护理专业巾帼文明岗"称号，史冬雷被授予"全国卫生系统护理专业巾帼建功标兵"称号。

5月　体检中心启用，许莹任首任主任。

＊2008年6月2日，健康医学中心成立，盖小荣兼任主任。2009年6月17日，健康医学中心更名为健康医学部。

6月15日　内科ICU成立，杜斌任首任主任。

7月28日 医院被第29届奥林匹克运动会组织委员会认定为"北京2008年奥林匹克运动会定点医院"。

11月10日 为贯彻落实国家四部门关于开展严厉打击号贩子、医托专项执法行动，东城公安分局在医院成立警务工作站。

12月28日 帅府壹号工程奠基。

本年 医院开始应用客观结构化临床考试（OSCE）评估住院医师岗位胜任力。

* 2013年起医院将住院医师规范化培训学员与临床研究生纳入考核范围，2016年起OSCE成为临床博士后入站与出站考核的重要测评环节。

二〇〇六年

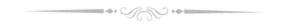

1月9日 "特发性脊柱侧凸的系列研究及临床应用"获2005年国家科学技术进步奖二等奖,主要完成人为邱贵兴、翁习生、仉建国、王以朋、沈建雄、叶启彬、李书纲、吴志宏、林进、田野。

3月 医院成立抗菌药物管理委员会,颁布《北京协和医院抗菌药物临床应用细则》,在国内率先施行抗菌药物分级管理。

4月13日 肠外肠内营养科从基本外科中独立成科,马恩陵任首任代理主任(8月2日任命)。

4月25日 肝脏外科从基本外科中独立成科,黄洁夫兼任首任主任。乳腺外科从基本外科中独立成科,孙强任首任主任。

5月24日 心理医学科从神经科中独立成科,魏镜任首任副主任,全面负责科室工作。

7月23日 医院在国内首家引进MRI图像导航介入治疗系统。

7月 基本外科结直肠组在国内率先采用经肛门内镜显微技术治疗直肠肿瘤。

9月19日 李太生入选人事部等联合授予的"新世纪百千万人才工程"国家级人选。

9月23日 《人民日报》刊发头版头条文章《领跑在医学前沿——

北京协和医院的创新之路》。

9月24日 建院85周年庆祝活动在教育部礼堂举办，吴仪发来贺信。

10月24日 门诊信息系统的全院病人主索引系统（EPMI）启用，医院开始实行门诊就诊卡制度。

11月11日 "女性压力性尿失禁流行病学及基础与临床研究"获2006年度高等学校科技进步奖一等奖，主要完成人为郎景和、朱兰、陈杰、韩少梅、孙智晶、陈娟、王宏、李汉忠、徐苓、肖河、陆瑜、刘春燕、王巍、冯瑞娥。

11月16日 医院首次建成院史陈列馆，位于老楼11号楼一层，占地250余平方米。

12月14日 李汉忠获评由北京市卫生健康委牵头组织评选的首届"首都十大健康卫士"。截至2021年，还有张奉春（第2届）、沈铿（第4届）、刘大为（第6届）、崔丽英（第7届）、杜斌（第8届）获评此奖；张福泉、梁晓春荣获"首都健康卫士"称号。

本年 病理科获批病理专业北京市质控中心。

本年 眼科赵家良承担卫生部医政司"全国九省市眼病调查"任务。

* 2006年和2014年实施两次全国调查，为了解我国盲和视觉损伤变化情况以及白内障盲防治进展提供了科学数据。

二〇〇七年

2月27日 "子宫内膜异位症的基础与临床研究"获2006年度国家科学技术进步奖二等奖，主要完成人为郎景和、李亚里、林允尚、沈铿、王雁玲、刘珠凤、孙大为、冷金花、朱兰、谭先杰。

由协和医生编写的《协和医生答疑丛书》获国家科学技术进步奖二等奖。涉及医院的主要完成人包括：向红丁、邱贵兴、李舜伟、唐福林、吴立文、张志庸、向阳、白耀。

2月27日 神经科、内科ICU被全国妇联授予"巾帼文明岗"称号，王爱霞被授予"全国巾帼建功标兵"称号。

3月24日 陈敏章消化内镜中心成立。

4月 仉建国、邱贵兴完成了世界首例截骨加生长棒技术（Hybrid technique）治疗早发先天性脊柱侧凸。

5月11日 在约翰·霍普金斯医学院与美国中华医学会基金的支持下，老年示范病房成立，田新平主持工作。

＊2010年刘晓红任主任。2015年科室更名为老年医学科。

7月29日 医院在国内首家引进Trilogy直线加速器。

8月20日 在教育部开展的第三轮国家重点学科评选中，协和获批2个一级学科、9个二级学科、1个重点培育学科。包括：生物学、药学、免疫学、病理学与病理生理学、内科学、外科学（骨外、胸心外）、妇产科学、肿瘤学、麻醉学、皮肤病与性病学、影像医学与核医学、外科学（普外科）。

9月 《中华临床免疫和变态反应杂志》创刊，张宏誉、张奉春任总编辑。

10月20日 "2007中国外科周暨第16届亚洲外科年会"召开，这是亚洲外科大会近30年来首次选择在中国召开，赵玉沛当选新一届亚洲外科学会主席。

11月12日—13日 在刘谦的倡议和组织下，医院举办首届"北京协和医院—转化医学研究国际研讨会"。

11月16日 医院入选国家中医药管理局、卫生部、总后勤部卫生部联合评选的首批全国综合医院中医药工作示范单位。

12月5日 赵玉沛任医院院长。

12月24日 朱兰入选人事部等联合授予的"新世纪百千万人才工程"国家级人选。

12月28日 医院举办张孝骞教授诞辰110周年纪念大会暨《张孝骞画传》和再版《张孝骞》首发仪式，张孝骞教授铜像揭幕。

12月29日 中医科成为国家中医药管理局"十一五"重点专科（糖尿病）建设单位。

　＊2012年5月，中医科通过评审验收，成为国家中医药管理局"十二五"重点专科（糖尿病）建设单位。

12月 邱贵兴当选中国工程院院士。

年底 赵玉沛、鲁重美领导拆迁工作，成立临时机构拆迁办公室，高文华、柴建军具体负责。在军产、央产、宗教产和市属单位的拆迁过程中，各级政府给予大力支持。翌年，协和医院米市大街宿舍的160余户协和医院职工带头搬迁，由此带动北区600余户全面拆迁，为门急诊楼及手术科室楼的建成提供了必要条件。

本年 郎景和获中华全国总工会首届"全国十大医德楷模"荣誉称号。

本年 医院在国内率先开展非惩罚性医疗不良事件和安全隐患主动上报。

* 2009年，医院出台《不良事件和病人安全隐患报告管理规定（试行）》，率先施行手术安全三方核对制度。2011—2013年，医院在国内率先开展围术期手术安全管理系统建设，包括手术风险评估和分级管理、手术医生资格认定管理、手术分级管理、手术安全核查表实施管理等。2018年，借鉴协和等多家公立医院经验，国家卫生健康委正式发布"医疗质量安全核心制度"。

二〇〇八年

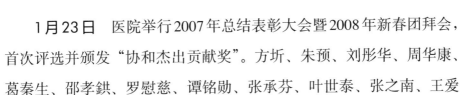

1月23日　医院举行2007年总结表彰大会暨2008年新春团拜会，首次评选并颁发"协和杰出贡献奖"。方圻、朱预、刘彤华、周华康、葛秦生、邵孝鉷、罗慰慈、谭铭勋、张承芬、叶世泰、张之南、王爱霞、钟守先、严鸿珍、罗爱伦、唐福林等16位老专家获此殊荣。

　　* 截至2021年，共评出120位杰出贡献专家。

1月25日　沈悌、李大魁、邱贵兴当选中国人民政治协商会议第十一届全国委员会委员。

4月25日　医院举行李洪迥教授诞辰100周年纪念大会暨李洪迥教授画像揭幕仪式。《皮肤科医师李洪迥》画册出版。

4月28日　东西两院区科室布局重新调整，风湿免疫科、普通内科、肿瘤内科、乳腺外科、血管外科、整形美容外科等六个专科整建制搬迁至西院。

4月29日　郎景和荣获中华全国总工会授予的"全国五一劳动奖章"。

5月12日　四川汶川发生里氏8.0级特大地震。医院先后派出3批医疗队飞抵四川绵阳、成都等地参加抗震救灾。

5月17日　门诊医生处方工作站上线，结束了医生手工书写处方的历史。

5月　北京协和医院 WHO 人类生殖健康培训研究合作中心被国际奥委会认定为"第 29 届奥林匹克运动会指定性别鉴定实验室"并挂牌，这是奥运史上第一个专门的性别鉴定实验室。

5月　田庄、曾勇和方全等在国内首次诊断并报道丹农病（Danon）病。

6月3日　检验科通过 ISO15189 认可，检验结果可在多个国家的数千家实验室互认。

上半年　医院在全国率先开展综合绩效考核，按照"病人需要什么，绩效就考核什么"的原则制定考核指标，建立了更加客观、公平、公正的评价体系，发挥了积极的导向作用。

8月8日—24日、9月6日—17日　第 29 届夏季奥运会、第 13 届夏季残奥会先后在京成功举办。这是中国首次举办夏季奥运会、残奥会。医院派出以马遂为队长的 128 名医务人员圆满完成奥运病房、奥运村综合诊所、奥运大家庭总部饭店、网球馆、性别鉴定实验室、开闭幕式保障 6 项医疗保障任务。医院获中国奥委会颁发的"2008 年奥运会特别贡献奖"，马遂获中共中央授予的"北京奥运会、残奥会先进个人"称号。

8月9日　医院成功抢救鼓楼受伤美国游客。患者伤情好转并于 8月15日返回美国当地医院。其家属通过美国奥委会在网上发布公开致谢信。外交部发来感谢信称赞医院卓有成效的工作，使伤员在最短时间内脱离危险，并将该事件可能产生的负面影响降到最低。

8月29日　北京协和医学基金会成立。

8月　医院引进世界先进的 64 层 PET/CT，提高了多种疾病的诊断准确性。

9月　《中华骨质疏松和骨矿盐疾病杂志》创刊，孟迅吾任首任主编。

10月 16日　医院门急诊楼及手术科室楼改扩建工程奠基。

10月　医院完成第二次学科评估，为加强医院内涵建设、规划学科发展、提高整体实力奠定基础。

10月　杜斌荣获中共中央、国务院、中央军委授予的"全国抗震救灾模范"称号。此前还荣获卫生部等授予的"抗震救灾医药卫生先进个人"称号。

11月—翌年2月　医院开展"深入学习实践科学发展观"活动。

＊2009 年 3 月 2 日，医院召开"深入学习实践科学发展观"活动总结大会，群众测评满意度为 98.81％。

11月　医院举办第二届"协和转化医学论坛"。

二〇〇九年

1月9日 医院荣获2008年度国家科学技术进步奖二等奖2项。

"胰腺癌综合诊治方案的基础研究与临床应用"获2008年度国家科学技术进步奖二等奖，主要完成人为赵玉沛、廖泉、张太平、陈革、郭俊超、戴梦华、刘子文、胡亚、蔡力行、朱预。

"帕金森病和痴呆流行病学及干预、控制研究"获2008年度国家科学技术进步奖二等奖，主要完成人为张振馨、何维、张俊武、洪震、屈秋民、唐牟尼、李辉、魏镜、冀成君、张晓君。

1月9日 医院举行2008年总结表彰大会暨2009年新春团拜会，颁发2008年度"协和杰出贡献奖"。劳远琇、张乃峥、毕增祺、徐乐天、连利娟、郭玉璞、史轶蘩、陈德昌、纪宝华、陈民钧、赵时敏、黄人健等12位老专家获此殊荣。

2月13日 重症医学科牵头编写的国家标准《重症医学科建设与管理指南（试行）》发布。

2月25日 麻醉科手术室被全国妇联授予"全国巾帼文明岗"称号。

2月 内科ICU牵头全国24家成人ICU共同成立中国危重病医学临床研究组（CCCCTG），致力于推动我国危重病医学的多中心临床协作研究，杜斌为项目负责人。这是国内唯一符合国际临床试验规范的重症医学临床研究协作平台。

5月4日　血液净化中心被卫生部、全国妇联、总后勤部卫生部联合授予"全国卫生系统护理专业巾帼文明岗先进集体"称号，卢艳、蒋玉青被授予"全国卫生系统护理专业巾帼建功标兵先进个人"称号。

6月11日　世界卫生组织宣布把甲型H1N1流感警戒级别升至最高级别第六级，医院成为收治甲型H1N1流感的后备定点医院。

8月　医院举办以"缅怀先辈伟绩，开创协和未来"为主题的已故知名老专家、老院领导生平事迹展览。

8月　医院创建科主任管理例会制，每月聚焦一个主题展开面对面专题讨论。此举加强了院领导与科主任、科室与科室、临床医技科室与职能部门之间的沟通交流。

9月10日　林巧稚入选由中央宣传部、中央组织部等11个部门联合组织评选的"100位新中国成立以来感动中国人物"。

9月25日　妇产科获全国妇联授予的"全国三八红旗集体"称号，冷金花获"全国三八红旗手"称号。

9月29日　医院荣获国务院颁发的"全国民族团结进步模范集体"称号。

10月1日　首都各界庆祝中华人民共和国成立60周年大会、阅兵仪式和群众游行举行。医院承担系列庆祝活动的部分医疗保障任务。

10月　"协和中青年百名人才计划"项目启动。

＊截至2021年，项目共派出61个科处室的468名学员前往20

个国家和地区的顶尖医疗及科研机构学习交流。

10月　医院创建官方微博。

* 2016年创建官方微信号，2020年创建抖音、快手官方账号，医院微博、微信、头条、抖音、快手、官网"五微一端"全媒体宣传平台建设布局日臻完善。

11月　风湿免疫科建立中国系统性红斑狼疮研究协作组（CSTAR），致力于建立中国的多中心前瞻性SLE临床队列。

本年　方文钧指导医院团委对青年工作开展调研，医院在全国医疗机构中率先成立青年工作部，与团委合署办公。

本年　病理科获批病理专业国家级质控评价中心。

二〇一〇年

1月5日　医院举行2009年总结表彰大会暨2010年新春团拜会，颁发2009年度"协和杰出贡献奖"，吴宁、朱元珏、潘国宗、邱贵兴、王维钧、乌毓明、朱传樉、汤晓芙、王直中、周光霁、周觉初等11位老专家获此殊荣。

1月14日　工作手机开通仪式举行，标志着医院告别使用了20多年的BP机，迈入院区通讯新时代。

1月19日　张烜入选人力资源社会保障部等联合授予的2009年"新世纪百千万人才工程"国家级人选。

3月—12月　卫生部推出深化医改重要举措——推行"优质护理服务"。医院作为试点单位，全面推行责任制整体护理，分4批推进优质护理服务示范病房争创活动，全院示范病房覆盖率达到100%，被卫生部授予"优质护理示范医院"。

4月5日　中共中央办公厅转发中央组织部、中央宣传部《关于在党的基层组织和党员中深入开展创先争优活动的意见》，对开展创先争优活动作出部署。6月30日，医院召开党员大会庆祝中国共产党建党89周年，并对全院深入开展创先争优工作进行动员部署，医院分三阶段开展为期一年的创先争优活动。

4月14日　青海省玉树藏族自治州玉树县发生7.1级地震，医院派专家组赴青海西宁、甘肃兰州指导医疗救治工作。

5月11日　特需疑难病会诊中心挂牌开诊。胰腺病专业组首先成立并运行。

＊截至2021年底，疑难病会诊中心专业组达到30个。

5月　为进一步减少药品外观相似和名称读音相似造成的差错，根据国际医疗认证委员会关于探索医疗机构针对此类药品提出的管理措施的要求，医院出台《北京协和医院形（音）似药品管理规定》。

6月4日　医院举办纪念刘士豪教授诞辰110周年学术论坛，刘士豪铜像揭幕。12月24日，医院举办《刘士豪画传》首发式暨刘士豪教授诞辰110周年纪念大会。

6月17日　医院举办第三届协和转化医学研究国际论坛。美国NIH临床研究中心院长约翰·加林（John Gallin）、范德堡大学副校长兼临床和转化研究科学院院长戈登·伯纳德（Gordon Bernard）应邀讲学。

6月30日　医院与内蒙古托克托县医院、和林格尔县医院签订对口支援协议。

＊截至2021年，医院共派出11批47人次。

7月23日　姜玉新任医院党委书记。

8月25日　医院派出专家组前往黑龙江伊春客机事故地点，参与8·24客机失事伤员救治工作。

8月　杜斌当选亚太危重病医学协会（APACCM）副主席，2014年2月起任主席。

8月　医院开设老年综合门诊，由老年医学专科医生、临床药师、营养师、理疗师和护士为患者提供一站式、个体化诊疗服务。此后陆续开设垂体、银屑病、孕期等的联合门诊。

9月16日　建院89周年之际，医院成立协和转化医学中心，创办《协和医学杂志》，启用由韩美林大师设计的协和医院标志，上线医院新官网。

10月　陈杰任党委副书记兼纪委书记。

11月26日　医院通过ISO9001质量认证审核。医院的ISO9001认证工作于2008年启动，过程中建立和完善了程序文件、规章制度汇编、医疗工作手册、护理工作手册、质量管理手册五大院级体系文件，形成497个质量文件、80个科处室工作手册。

12月27日　帅府壹号启用，后规范名称为帅府院区。

本年　医院启动病历内涵质控工作，成立由朱文玲任组长、11位临床专家组成的病历检查组，逐步构建了以病历内涵质控为核心、三级质控为架构、院科互动的全程病历质量管理体系。

＊2012年，病历首页质控管理纳入病历内涵质控工作。

本年　急诊科获批急诊专业北京市质控中心。

本年　妇科、骨科、ICU、护理部、麻醉科、病理科、检验科、消化内科、产科等9个专科成为卫生部首批国家临床重点专科。此后另有第二批（内分泌科、中医科、耳鼻喉科、血液内科、心血管内科）、第三批（基本外科、神经科、急诊科、呼吸内科、肾内科、眼科、泌尿外科）、第四批（风湿免疫科、变态反应科、感染科、整形外科、临床药学、医学影像科、神经外科、肿瘤内科）共20个专科成为国家临床重点专科。医院共有国家级临床重点专科建设项目 29 个。

本年 "女性盆底功能障碍性疾病的基础与临床研究"获 2010 年度北京市科技进步奖一等奖，主要完成人为郎景和、朱兰、陈杰、边旭明、韩少梅、陈娟、李汉忠、肖河、王巍、蒋芳、戴毓欣、仝佳丽、李琳、俞梅、冯瑞娥。

二〇一一年

1月21日 医院举行2010年总结表彰大会暨2011年新春团拜会，颁发2010年度"协和杰出贡献奖"，金兰、董怡、沈悌、任祖渊、戚可名、孙念怙、籍孝诚、胡天圣、赖钦声、杜寿玢、郭赛珊等11位老专家获此殊荣。

1月 北京协和医院在复旦大学医院管理研究所首次发布的《2009年中国医院排行榜》中位列榜首。

* 2009年度位于专科排行榜首位的学科有风湿科、妇产科、普通外科、内分泌科、病理科。进入本年度专科排行榜前五的还有8个专科。

4月—9月 为落实卫生部关于组建国家队到边远地区巡诊的指示，医院先后派出湖北医疗队、宁夏医疗队、内蒙古医疗队、陕西医疗队、甘肃医疗队、吉林医疗队6支国家医疗队，前往各地开展为期6个月的医疗巡诊工作。

5月4日 医院成立国际合作智库（PICT），旨在发掘优秀人才，助力医院发展国际化进程。

5月19日—20日 协和第四届转化医学研究国际论坛举办，《科学》（Science）总编辑、美国国家科学院前院长布鲁斯·阿尔伯茨

（Bruce Alberts）等应邀讲学。

7月19日　李冬晶、张抒扬任医院副院长，向炎珍任医院总会计师。

8月26日　第43届"南丁格尔奖章"颁奖大会在人民大会堂举行，胡锦涛为中国8名获奖者颁奖。吴欣娟被授予"南丁格尔奖章"。

8月—9月　建院90周年庆祝活动举办。8月15日，医院提出"待病人如亲人，提高病人满意度；待同事如家人，提高员工幸福感"的办院理念。9月13日，李克强发来贺信："希望你们继续秉持'严谨、求精、勤奋、奉献'的协和精神，弘扬兼容并蓄的风格，以高尚医德、精湛医术和优良医风，为提高我国医疗卫生水平、增进人民健康再创辉煌。"9月16日，医院举行建院90周年座谈会，并与香港医院管理局签署战略合作意向书。同日，协和学术会堂建成并启用，医院第六届病历展开展，新院史馆开馆，医院还举办了高端管理论坛、院友联谊会等活动。

《人民日报》9月15日发表头版头条文章《一切为了患者——写在北京协和医院建院90周年之际》。

9月5日　郎景和获评教育部第六届高等学校教学名师。

9月10日　医院与中国工商银行、中国银行、中国建设银行和交通银行推出具有预约挂号及诊间缴费功能的"银医卡"项目。

11月27日　风湿免疫科牵头建立国家风湿病数据中心（CRDC），这是中国首个风湿病诊疗数据中心。

11月　北京协和医院在复旦大学医院管理研究所发布的《2010年中国医院排行榜》中位列榜首。自《中国医院排行榜》发布以来，协和连续 2 年蝉联榜首。

* 2010 年度位于专科排行榜首位的学科有风湿科、妇产科、普通外科。进入本年度专科排行榜前八的还有 16 个专科。

11 月　工会、心理医学科建立职工心理支持和干预机制，含心理评估、咨询热线（5166）、咨询绿色通道等措施。

12 月 30 日　医院获批风湿免疫病学教育部重点实验室，张奉春任首任主任。

12 月　赵玉沛当选中国科学院院士；郎景和当选中国工程院院士。

12 月　医院荣获 2011 年度华夏医学科技奖一等奖两项。

"艾滋病免疫重建及适合中国国情的艾滋病抗病毒治疗研究"获 2011 年度华夏医学科技奖一等奖，主要完成人为李太生、王爱霞、邱志峰、韩扬、谢静、焦洋、刘正印、马小军、左玲燕、李雁凌、王焕玲、范洪伟、吕玮、盛瑞媛、邓国华。

"子宫内膜异位症发病新学说的临床实践和评价"获 2011 年度华夏医学科技奖一等奖，主要完成人为郎景和、冷金花、戴毅、刘珠凤、孙大为、朱兰、樊庆泊、沙桂华、刘海元、谭先杰、张俊吉、张羽、李雷、李晓燕、史精华。

12 月　医院荣获中央精神文明建设指导委员会授予的第三批"全国文明单位"荣誉称号。

* 2020 年 11 月医院荣获第六批"全国文明单位"荣誉称号。

本年　麻醉科获批麻醉专业国家级质控中心。

本年　营养科获批临床营养专业北京市质控中心。

二〇一二年

1月11日　医院举行2011年总结表彰大会暨2012年新春团拜会，颁发2011年度"协和杰出贡献奖"，陈寿坡、陆星华、孟迅吾、赵俊、张建希、郎景和、潘俨若、李舜伟、文昭明、陈兰英等10位老专家获此殊荣。

2月　医院全新HIS系统上线运行，实行统一的电子病历系统。

3月20日—24日　医院组织中层干部"做一天患者"体验活动。倡导从患者角度发现问题，以便医院更好地设计、改进医疗服务流程。

4月　为提高离退休老同志的幸福感，医院为全院75岁以上离退休老同志发放"爱心卡"，为每位老同志确定1—2位"爱心联系人"，方便科室为老同志提供必要帮助。

5月29日—6月3日　张抒扬率团访问美国加州大学旧金山分校（UCSF），双方洽谈合作事宜。

6月28日　全国创先争优表彰大会在北京人民大会堂召开，医院党委荣获"全国创先争优先进基层党组织"称号。

8月3日　赵玉沛完成医院第一例机器人辅助手术。

10月4日　新门诊楼正式启用。

＊2013 年 1 月 9 日和 5 月 2 日，急诊楼、外科楼先后投入使用。

10 月 19 日　重症医学科获批重症医学专业国家级质控中心。

11 月 8 日—14 日　中国共产党第十八次全国代表大会召开。14 日，赵玉沛当选中国共产党第十八届中央委员会候补委员。

11 月　北京协和医院在复旦大学医院管理研究所发布的《2011 年中国医院排行榜》中位列榜首，此为协和连续 3 年蝉联榜首。

＊2011 年度位于专科排行榜首位的学科有风湿科、妇产科、普通外科、神经内科。进入本年度专科排行榜前十的还有 15 个专科。

12 月 3 日　泌尿外科完成全国首例 3D 腹腔镜手术。

12 月　赵玉沛、沈铿获评中国科协授予的第五届"全国优秀科技工作者"。

本年　医院建成临床生物标本库，徐英春任首任主任。

本年　急诊科获批急诊专业国家级质控中心。

本年　放射治疗科获批放疗专业北京市质控中心。

本年—翌年　变态反应科 9 种变应原制剂获北京市药品监督管理局特殊院内制剂批号，经国家药品监督管理局批准在全国调剂使用。

二〇一三年

1月19日　医院举办第五届转化医学国际大会。医院与美国加州大学旧金山分校（UCSF）签署合作意向书，聘请UCSF常务副校长杰弗里·布鲁斯通（Jeffrey Bluestone）任协和转化医学中心专家指导委员会名誉主任委员，转化医学研究专家马克·舒曼（Marc Shuman）任中心学术委员会名誉主任委员，副校长克莱·约翰斯顿（Clay Johnston）等4人任名誉教授或客座教授。

1月25日　医院举行2012年总结表彰大会暨2013年新春团拜会，颁发2012年度"协和杰出贡献奖"，李蓉生、朱文玲、陆召麟、臧美孚、许杭、魏珉、黄惠芬、张育轩、王世真等9位老专家获此殊荣。

2月1日　姜玉新、陈琳、杨爱明当选中国人民政治协商会议第十二届全国委员会委员。

3月4日　朱兰被全国妇联授予"全国巾帼建功标兵"称号。

5月　医院引进美国加州大学旧金山分校精品课程——CTSI在线培训项目，开展临床转化研究的系统培训，首批共30名学员。

＊截至2021年底，共举办20期、培养660人。

7月17日—翌年2月17日　医院持续开展以为民、务实、清廉为主要内容的党的群众路线教育实践活动。

10月11日　黄宇光当选国际麻醉药理学会主席。

10月24日　翁习生入选人力资源社会保障部等联合授予的2013年"国家百千万人才工程"。

10月30日　吴欣娟当选全国妇联第十一届执行委员会委员。

＊2021年2月增补为全国妇联第十二届执行委员会委员。

11月　北京协和医院在复旦大学医院管理研究所发布的《2012年中国医院排行榜》中位列榜首，此为协和连续4年蝉联榜首。

＊2012年度位于专科排行榜首位的学科有风湿科、妇产科、普通外科、神经内科。进入本年度专科排行榜前十的还有15个专科。

本年　"女性盆底疾病的基础与临床研究"获2013年度高等学校科学研究优秀成果奖（科技进步奖）一等奖，主要完成人为朱兰、郎景和、王姝、陈娜、李晓川、王巍、任常、蒋芳、周慧梅、戴毓欣、仝佳丽、商晓、范融、梁硕。

二〇一四年

1月16日—17日　中央电视台《新闻联播》"走基层·蹲点日记"专题连续两天报道医院改善群众就医服务举措。

1月17日　医院举行2013年总结表彰大会暨2014年新春团拜会，颁发2013年度"协和杰出贡献奖"，陈元方、单渊东、白耀、罗来葵、鲍秀兰、张连山、黄朝隽、张缙熙等8位老专家获此殊荣。

3月24日　医院获批代谢与慢性病转化医学研究北京市国际科技合作基地。

6月　邱贵兴当选中国工程院医药卫生学部第八届常委会副主任。

7月17日　医院举办首届内科青年医师读图大赛。

8月15日　隆云作为中国援非救治埃博拉医疗队首批9名队员之一前往几内亚，执行埃博拉出血热救治任务。

＊当年11月21日—12月23日，2015年3月—5月，医院又先后派出胡小芸和范洪伟赴西非疫区开展国际救援工作。

9月24日　医院举办"纪念曾宪九教授诞辰100周年大会"，曾宪九铜像揭幕，《协和医魂曾宪九》出版发行；医院还举行首届外科青年医师技能大赛等纪念活动。

10 月 23 日　医院获批妇产疾病国家临床医学研究中心，郎景和任主任。

11 月　北京协和医院在复旦大学医院管理研究所发布的《2013年中国医院排行榜》中位列榜首，此为协和连续 5 年蝉联榜首。

*　2013 年度位于专科排行榜首位的学科有风湿科、妇产科、普通外科、神经内科。进入本年度专科排行榜前十的还有 16 个专科。

11 月　邱贵兴担任国际矫形与创伤外科学会（SICOT）副主席。

12 月　检验科通过美国临床病理家学会（CAP）实验室认可。

12 月　吴欣娟获评中国科协授予的"十佳全国优秀科技工作者"提名奖，吴欣娟、黄宇光、梁晓春获评第六届"全国优秀科技工作者"。

本年　2013 年度中国医院科技量值（STEM）北京协和医院列第三。

*　截至 2021 年，医院连续 8 年位列前三甲。

本年　儿科首次报道中国人溶酶体病的疾病谱。

本年　医院党委开展"协和百年内涵"全院大讨论，协和百年内涵表述为"学术协和、品质协和、人文协和"。

本年　"适宜国情的艾滋病抗病毒治疗和免疫重建研究"获 2014年度高等学校科学研究优秀成果奖（科技进步奖）一等奖，主要完成人为李太生、王福生、王爱霞、谢静、张政、金磊、邱志峰、韩扬、李雁凌、王焕玲、吕玮、刘正印、马小军、宋晓璟。

二〇一五年

1月8日　邱贵兴、吴志宏、吴南等关于"TBX6基因无效变异联合常见亚效等位基因导致先天性脊柱侧凸研究"的原创性论著发表于《新英格兰医学杂志》（*NEJM*）。

1月30日　医院举行2014年总结表彰大会暨2015年新春团拜会，颁发2014年度"协和杰出贡献奖"，戴玉华、武永吉、任玉珠、黄荣丽、王洪琛、刘秀琴、查良锭等7位老专家获此殊荣。

2月25日　乳腺外科被全国妇联授予"全国巾帼文明岗"称号，内科ICU胡小芸被授予"全国巾帼建功标兵"称号。

3月4日　医院与北京航空航天大学签署《转化医学国家重大科技基础设施项目共同建设框架协议》，就共建转化医学国家重大科技基础设施虚拟人平台等展开全面合作。

3月31日　重症医学科牵头编写的国家标准《重症医学专业质控指标（2015版）》发布。

4月10日　中共中央办公厅印发《关于在县处级以上领导干部中开展"三严三实"专题教育方案》，医院从4月底开始在处级以上领导干部中开展"三严三实"专题教育。

5月21日　医院获批骨骼畸形遗传学研究北京市重点实验室，

邱贵兴任主任。

5月21日 医院获批创新药物临床药代药效研究北京市重点实验室，胡蓓任主任。

6月 钱家鸣牵头的中国常见消化系统疾病流行病学调查启动。该项目历时三年，为国内首次在全国代表性社区人群进行的消化系统常见疾病流行病学调查，涉及11个省、市（自治区、直辖市），共33个调查地区，完成调查27367人。研究结果被写入国家卫生健康委《中国居民营养与慢性病状况报告（2020年）》白皮书。

8月19日 为进一步促进西藏医疗卫生事业发展，中央组织部、人力资源和社会保障部、国家卫生计生委决定组织开展医疗人才"组团式"援藏。协和牵头组团支援西藏自治区人民医院，韩丁担任队长，兼西藏自治区人民医院党委副书记、常务副院长，2016年10月任西藏自治区人民医院院长。

* 截至2021年，医院共派出"组团式"援藏医疗队7批共计66人，吴文铭、杨敦干、彭斌先后担任队长和西藏自治区人民医院院长。

9月3日 纪念中国人民抗日战争暨世界反法西斯战争胜利70周年大会和阅兵仪式举行。医院参与系列活动的医疗保障。

9月10日—11月8日 国家卫生计生委党组第一巡视组对医院进行了为期两个月的专项巡视。医院党委高度重视，按照《中国共产党巡视工作条例》和国家卫生计生委党组巡视组要求，扎实推进整改落实工作。

9月16日 北京协和医院"掌尚协和"（现名"北京协和医院"）App上线，患者服务进入移动时代。

10月15日　医院入选国家卫生计生委首批全国住院医师规范化培训示范基地。

10月31日　2015协和住院医师培训国际论坛暨第五届西湖论坛召开。医院牵头成立"中国住院医师培训精英教学医院联盟"，成员包括：北京大学第一医院、复旦大学附属中山医院、中山大学附属第一医院、四川大学华西医院、浙江大学医学院附属第一医院和中南大学湘雅医院。之后，香港大学李嘉诚医学院（玛丽医院）和北京大学第三医院加入联盟。

11月9日　李雪梅入选人力资源社会保障部等联合授予的2015年"国家百千万人才工程"。

11月13日—15日　第六届北京协和医院转化医学大会召开，主题为"转化医学进展与精准医学研究"。

11月　北京协和医院在复旦大学医院管理研究所发布的《2014年中国医院排行榜》中位列榜首，此为协和连续6年蝉联榜首。

＊2014年度位于专科排行榜首位的学科有风湿科、妇产科、普通外科、核医学、放射科、神经内科、病理科。进入本年度专科排行榜前十的还有16个专科。

12月24日　国家卫生计生委罕见病诊疗与保障专家委员会成立，办公地点设立在北京协和医院。

本年　病案科获批病案专业国家级质控中心。

本年　"女性生殖道畸形矫正策略及新术式研究与应用"获2015年度华夏医学科技奖一等奖，主要完成人为朱兰、郎景和、王姝、周慧梅、李晓川、陈娜、仝佳丽、杨洁、孙之星、娄文佳。

二〇一六年

1月20日　医院举行2015年总结表彰大会暨2016年新春团拜会，颁发2015年度"协和杰出贡献奖"，盛瑞媛、金自孟、黄汉源、杨秀玉、周玉淑、高孟麟、华桂茹等7位老专家获此殊荣。

2月25日　中共北京协和医院委员会第八次代表大会召开，选举产生中共北京协和医院第八届委员会、第四届纪律检查委员会。姜玉新当选党委书记，柴建军当选纪委书记。

2月29日　冷金花获全国妇联授予的"全国三八红旗手标兵"称号，朱兰获"全国三八红旗手"称号。

4月11日　医院与美国中华医学基金会（CMB）签署合作谅解备忘录，全面开启协和与CMB的战略合作。

4月20日　医院召开"两学一做"学习教育动员部署会，推进"两学一做"学习教育常态化制度化。

5月16日　国家发展和改革委员会批复转化医学国家重大科技基础设施（北京协和）项目建议书，赵玉沛任转化医学国家重大科技基础设施（北京协和）项目主任。

5月18日　医院与东城区人民政府签署医疗卫生合作框架协议，北京协和医院医疗联合体在东城区挂牌成立。

5月18日　曾小峰获中国科协授予的第七届"全国优秀科技工作者"称号。

5月25日　医院在国内首批启动临床医学博士后项目，首次面向全国招收学员。

　　* 截至2021年底，共入站335人，出站117人。

5月　医院与香港养和医院签署合作协议。同年11月，医院与香港大学李嘉诚医学院、香港中文大学医学院签署合作协议。

　　* 2021年12月，医院与香港中文大学医学院续签协议。

6月2日　赵玉沛当选中国科协第九届全国委员会副主席。

6月24日　中央和国家机关召开"两优一先"表彰大会。唐福林被授予"优秀共产党员"，风湿免疫科党支部被授予"先进基层党组织"荣誉称号。

6月　检验医师门诊开诊，为临床和患者提供临床检验医疗服务。（《健康报》于2022年5月27日头条通讯报道）。

8月　在全国卫生与健康大会上，习近平总书记发表重要讲话，强调要把人民健康放在优先发展的战略地位，全方位、全周期保障人民健康。10月17日，中共中央、国务院印发《"健康中国2030"规划纲要》，为医院改革发展提供了根本遵循。

9月12日　建院95周年之际，《人民日报》刊发头版文章《敬佑生命的"协和样本"——写在北京协和医院建院95周年之际》。医院举办了一系列活动庆祝建院95周年，包括"95协和，医路记忆"首届协和微电影节、"健康中国　协和行动"首届健康科普能力大赛、协和国际护理论坛等。

9月25日　中华口腔医学会口腔激光医学专业委员会成立，赵继志任第一届主任委员。

9月　张抒扬牵头的科技部"十三五"重点研发计划"罕见病临床队列研究"项目立项，这是我国首个国家级罕见病科研项目。

9月　医院上线"医疗智能语音录入系统"，成为国内首家在门诊、住院等全院各区域均部署医疗语音录入系统的公立三甲医院。

10月13日　病案科牵头编写的国家标准《疾病分类与代码》（GB/T 14396—2016）发布。

10月21日　由新华社制作的系列微纪录片《国家相册》第八集《三位"大"医生》上线播出，影片记录了张孝骞、林巧稚、曾宪九三位医生"大爱成就大医"的故事。

11月30日　由医院自主定制开发的新一代自助机在东西两院区门诊正式启用。

11月　北京协和医院在复旦大学医院管理研究所发布的《2015年中国医院排行榜》中位列榜首，此为协和连续7年蝉联榜首。

＊2015年度位于专科排行榜首位的学科有风湿科、妇产科、普通外科、核医学、急诊医学、放射科、重症医学、神经内科。进入本年度专科排行榜前十的还有18个专科。

12月29日　医院与清华大学签署合作协议，发挥各自的示范引领作用，在科学研究、人才培养、成果转化及社会服务等方面开启深度合作。

本年　医院成为国家卫生计生委合理用药专家委员会"全国细菌耐药监测网"质量管理中心。

＊2019年5月，医院被国家卫生健康委认定为全国真菌病监测网国家中心。

二〇一七年

1月9日　"胰岛素瘤诊治体系的建立与临床应用"项目获2016年度国家科学技术进步奖二等奖。主要完成人为赵玉沛、张太平、廖泉、戴梦华、邢小平、金征宇、李方、杨爱明、刘子文、蔡力行。

1月11日　医院举行2016年总结表彰大会暨2017年新春团拜会，颁发2016年度"协和杰出贡献奖"，蒋明、李龙芸、蔡力行、徐景蓁、苑飒、杨荫昌等6位老专家获此殊荣。

1月20日　医院获批核医学分子靶向诊疗北京市重点实验室，李方任主任；获批侵袭性真菌病机制研究与精准诊断北京市重点实验室，徐英春任主任；获批过敏性疾病精准诊疗研究北京市重点实验室，尹佳任主任。

2月7日　医院获批核医学精准诊疗技术创新北京市国际科技合作基地。

2月22日　刘延东来院调研现代医院管理制度建设情况，充分肯定了协和的办院理念和以公立医院章程为核心，覆盖医疗服务、质量安全、人才培养等的一系列管理制度。赞扬协和医院始终坚持服务祖国和人民，维护公益性；始终坚持医务人员主体地位，调动积极性；始终坚持尊重医学内在规律，坚守科学性；始终坚持传承弘扬优秀文化，厚植人文性。她指出北京协和医院是全国公立医院的优秀代表，要认真总结协和等公立医院的好经验好做法，为建立中国特色现代医院管理制度提供借鉴。

2月27日　护理部获全国妇联授予的"全国三八红旗集体"称号。

3月16日　医疗人才"组团式"援藏医疗队获2016年国家卫生计生委授予的"最美医生团队"称号，4月28日获中华全国总工会授予的"全国工人先锋号"称号，8月被国家卫生计生委授予"全国卫生计生系统先进集体"。

4月8日　北京市医药分开综合改革同城同步实施。医院积极响应北京市部署，零时顺利切换系统，全面取消药品加成，取消挂号费、诊疗费，实施医事服务费。

4月19日　国际医疗部获全国妇联授予的"全国巾帼文明岗"称号。

4月20日　医院在北京市率先上线异地医保住院直接结算系统。

5月19日　在关心下一代工作委员会中国母乳库项目等的支持下医院母乳库建立并启用。

5月27日　吴欣娟获人力资源社会保障部、中国科协、科技部、国务院国资委联合授予的首届"全国创新争先奖"。

6月8日　转化医学国家重大科技基础设施（北京协和）的主体建筑转化医学综合楼奠基。

6月15日　医院完成首例新农合异地就医直接结算。

6月26日　"组团式"援藏援疆团队荣获国家卫生计生委"中国好医生、中国好护士"先进典型表彰。

6月29日　钟勇获中组部、人力资源社会保障部授予的"对口支援新疆先进个人"荣誉称号。

6月29日　国医大师、全国名中医表彰大会在京召开，郭赛珊获"全国名中医"称号。

6月　医院牵头建立的国内首个统一标准的国家罕见病数据平台中国罕见病注册系统（NRDRS）正式上线。

7月　整形美容外科获批整形美容专业国家级质控中心。

9月20日　教育部、财政部、国家发展改革委公布世界一流大学和一流学科建设高校及建设学科名单，医院牵头申报的临床医学，参与申报的生物学、生物医学工程、药学共4个学科入选。

10月18日—24日　中国共产党第十九次全国代表大会举行。赵玉沛当选中国共产党第十九届中央委员会候补委员。

10月29日　依托中华医学会外科学分会，基本外科牵头成立胰腺疾病大数据平台（CPDC），赵玉沛担任项目负责人。

10月30日　夏维波入选人力资源社会保障部等联合授予的2017年"国家百千万人才工程"。

10月　张抒扬带队出访美国芝加哥大学医学中心，双方签署合作协议，后率团访问梅奥医疗（Mayo Clinic）。

11月6日—16日　医院组建"中国—老挝眼科光明行"医疗队赴老挝首都万象开展白内障手术。

＊截至2021年医院先后6次承担"光明行"任务，赴斯里兰卡、埃塞俄比亚、毛里塔尼亚等国家实施了近1700例白内障手术。

11月　北京协和医院在复旦大学医院管理研究所发布的《2016

年中国医院排行榜》中位列榜首，此为协和连续 8 年蝉联榜首。

　　* 2016 年度位于专科排行榜首位的学科有风湿科、妇产科、普通外科、核医学、急诊医学、放射科、重症医学、神经内科。进入本年度专科排行榜前十的还有 18 个专科。

　　12 月 11 日　吴欣娟获 2016 年度西娜卡琳达（泰国）王太后奖。

　　12 月 26 日　吴欣娟当选中华护理学会第 27 届理事会理事长。

　　12 月 28 日　医院召开"铭镌大医足迹　筑梦百年协和——张孝骞教授诞辰 120 周年纪念大会"，"协和泰斗　一代名医——张孝骞教授诞辰 120 周年图片展"同日开展。

　　本年　"中国盆底康复模式建立和应用推广"获 2017 年度中华预防医学会科学技术奖一等奖，主要完成人为朱兰、郎景和、孙智晶、娄文佳、陈娟、王巍、范融、戴毓欣、陈娜、王晓光。

　　本年　妇产科联合全国多中心开展世界范围内最大样本量的胎盘部位滋养细胞肿瘤（PSTT）诊治规范化研究，制订的"中国特色化疗方案"及"保留生育功能治疗指征"首次写入国际指南。

　　本年　"老专家口述历史文化传承教育项目"启动，系统采集协和老前辈的个人成长史、亲历的重大历史事件、见证的学科发展等院史资料。

　　* 2021 年《协和记忆——老专家口述历史（第一辑）》出版发行。

　　本年　超声医学科获批超声医学专业国家级质控中心、北京市质控中心。

二〇一八年

1月3日　放射诊断学教师团队获首批"全国高校黄大年式教师团队"荣誉称号。

1月24日　姜玉新、杨爱明、李冬晶、黄宇光当选中国人民政治协商会议第十三届全国委员会委员。

2月　骨科牵头建立系统解析脊柱畸形及相关合并症研究（DIS-CO）多中心、多人种协作组，构建我国首个国际领先的骨骼畸形遗传研究及临床应用体系。

3月9日　罗爱伦获国家卫生计生委授予的"最美医生"称号。

3月21日　医院获批北京市临床研究质量促进中心。

4月16日　北京协和医院六届三次职代会暨2018年医院工作和人才工作会议闭幕，医院党委在全院开展"做合格协和人"大讨论。6月27日，庆祝中国共产党成立97周年大会暨"做合格协和人"主题活动举行。

4月24日　医院获批罕见病研究北京市国际科技合作基地。

6月8日　国家卫生健康委、科技部、工业和信息化部、国家药品监督管理局和国家中医药管理局5部门联合印发了《第一批罕见病目录》。10月24日，医院组织专家编写的《中国第一批罕见病目录释义》出版。

6月16日　赵家良当选国际眼科科学院副主席。

6月28日　姜玉新、向炎珍牵头的医院资源规划（HRP）项目一期通过专家组验收，协同高效的一体化供应链保障管理体系逐步建立。

7月17日　妇产科（学系）的主要专业组升格为4个中心：普通妇科中心、妇科肿瘤中心、产科中心、妇科内分泌与生殖中心。计划生育专业组归入产科中心。

7月17日　营养科与肠外肠内营养科整合为临床营养科，于康任首任主任。

7月19日　医学科学研究中心成立。2019年12月朱朝晖任常务副主任（主持工作）。

7月27日　李克强在西藏自治区调研指导工作期间，赴西藏自治区人民医院看望慰问"组团式"援藏医护人员。

8月16日　卫生健康青年创新中心在医院成立。该中心受国家卫生健康委直属机关党委、科教司和北京协和医院指导。

8月17日　国家将每年8月19日设立为"中国医师节"，体现了党中央对卫生健康工作的高度重视，对广大医务人员优秀业绩的充分肯定。8月19日，医院举办系列活动庆祝首个"中国医师节"，为全体医师送上慰问信，发布原创MV《因为是医生》。

8月20日　医院与中国科学院签署共建健康科学研究中心战略合作协议，双方瞄准生命与健康领域重大医学科学前沿问题，共同构建国家级前瞻性生命健康科研平台及转化医学国家示范性机构、探索创新医学科技创新模式。

8月底 医院入选中国科协首批"科普中国共建基地"。

9月14日 "2018协和住院医师培训国际论坛"举行，会议发布了由中国住院医师培训精英教学医院联盟研究制定的中国首个住院医师核心胜任力框架共识。

9月 曾小峰当选亚太风湿病学学会联盟（APLAR）副主席。

10月24日 北京协和医院、中国医药创新促进会、中国医院协会、中国研究型医院学会共同发起成立中国罕见病联盟，赵玉沛任第一届理事长，张抒扬任副理事长。

10月 医院引进UCSF师资培训项目（MTP）。

＊截至2021年培训学员92人。

11月5日 医院发布各院区规范名称：东单院区、西单院区、帅府院区、大兴院区。

11月 北京协和医院在复旦大学医院管理研究所发布的《2017年中国医院排行榜》中位列榜首，此为协和连续9年蝉联榜首。

＊2017年度位于专科综合排行榜首位的学科有风湿科、妇产科、普通外科、核医学、急诊医学、变态反应、重症医学、神经内科。进入本年度专科综合排行榜前十的还有21个专科。

12月3日 医院成立学科建设专项督导组，开展学科建设专项督导工作，以《中国医院排行榜》第三方数据为标尺，切实加强学科建设。

12月15日 医院全面推行身份证替代就诊卡就医，院内就诊实现"一证通"。

12月21日 医院举办"百年协和倒计时1000天启动仪式",姜玉新就"做合格协和人"主题活动作总结报告。经过对全院职工建议的总结梳理和院领导班子的多次讨论,赵玉沛面向百年协和提出建设医疗服务体系、人才培养体系、科技创新体系、开放协作体系、精细管理体系和党建文化体系"六大体系"的发展建议,提出"以人民为中心,一切为了患者"的办院方向。

年底 整形美容外科、乳腺外科、妇科内分泌与生殖中心、口腔中心相继迁至西单院区。

本年 健康医学系成立,包含临床营养科、保健医疗部、国际医疗部、健康医学部、物理医学康复科(现康复医学科)五大科室和平台,于康任首任主任。

本年 "自身免疫病发病机制和诊疗关键技术的创研和应用"获2018年度中华医学科技奖一等奖、北京市科学技术奖一等奖,主要完成人为张烜、何维、崔勇、吕力为、张奉春、朱朝晖、李永哲、叶霜、廉哲雄、张建民、陈华、赵丽丹、费允云、唐福林。

二〇一九年

1月　《北京协和医院章程（试行）》发布。

2月12日　国家卫生健康委办公厅印发《关于建立全国罕见病诊疗协作网的通知》，建立起覆盖全国324家医院的罕见病诊疗协作网。北京协和医院成为唯一的国家级牵头医院。

2月13日　国家卫生健康委印发《中国医学科学院北京协和医院（中国医学科学临床医学研究所）主要职责、内设机构和人员编制规定》，明确北京协和医院的主要职责，设29个内设管理机构，财政补助事业编制4294名，领导班子职数9名，内设管理机构正副职领导职数86名。

2月21日　张抒扬应邀在联合国罕见病大会介绍罕见病诊疗的"协和方案"以及中国应对罕见病的政策和具体措施，为全球带来了中国在政府主导、社会多方参与的顶层设计下，形成的诊疗体系建设、临床科学研究、医学教育及培训、孤儿药研发、社会保障及患者关爱等为一体的罕见病创新服务模式。

2月27日　由国家卫生健康委委托罕见病诊疗与保障专家委员会办公室（北京协和医院）牵头编写的中国首部《罕见病诊疗指南（2019年版）》出版发行。

2月28日　医院首次罕见病多学科会诊在国际罕见病日举行，这是首个国家级罕见病会诊平台。

3月1日　急诊科被全国妇联授予"全国巾帼文明岗"称号。

4月17日　医务处、麻醉科、手术室牵头设立疑难危重罕见病手术日，统筹优化配置手术资源，支持超高难度手术开展。

＊覆盖专科从耳鼻喉科、泌尿外科、胸外科、口腔科扩展到11个专科，截至2021年底完成各类超高难度手术532台。

5月8日　由北京协和医院牵头联合其他8家医院组成的"中国精英教学医院护理联盟"成立。

5月24日　医院获批国家皮肤与免疫疾病临床医学研究中心，曾小峰任主任。

5月28日　医院与新加坡特沙生物（Tessa Thera-peutics）正式签署战略合作协议。

5月30日　郁琦当选亚太绝经联盟主席。

5月底—9月23日　医院开展"不忘初心、牢记使命"主题教育。6月29日，北京协和医院庆祝中国共产党成立98周年大会暨"不忘初心、牢记使命"主题教育动员部署会举行。

6月15日　北京市正式启动医耗联动综合改革。零时，医院顺利完成信息系统切换，取消医用耗材加成，正式告别"以耗养医"。

6月17日　医院与美国贝斯以色列女执事医疗中心（BIDMC）正式签署战略合作协议。

6月18日　医院申请的米托坦片以"一次性进口"方式正式进院，服务肾上腺皮质癌患者群体，国内首次打通罕见病患者急需药品"一次性进口"路径。

7月15日　张抒扬任医院党委书记。

9月24日　朱以诚入选人力资源社会保障部等联合授予的2019年"国家百千万人才工程"。

9月27日　全国民族团结进步表彰大会在北京人民大会堂举行，邱玲获国务院授予的"全国民族团结进步模范个人"称号。

9月28日　张抒扬、赵玉沛等在《柳叶刀》(*Lancet*)上发表《中国孤儿药发展：进步和挑战》。

10月1日　首都各界庆祝中华人民共和国成立70周年大会、阅兵仪式和群众游行举行，医院参与系列庆祝活动的医疗保障。

10月　医院实施中国首例成人脊髓性肌萎缩症患者的诺西那生钠注射治疗。

10月　医院与维也纳医科大学 (Medical University of Vienna) 就分子变态反应学与免疫学领域合作签署合作谅解备忘录。

11月8日　孙春兰出席纳米比亚"光明行"活动，医院为纳方眼科患者举行国际远程会诊。

11月　北京协和医院在复旦大学医院管理研究所发布的《2018年中国医院排行榜》中位列榜首，此为协和连续10年蝉联榜首。

＊2018年度位于专科综合排行榜首位的学科有风湿科、妇产科、普通外科、核医学、急诊医学、变态反应、放射科、重症医学。风湿科、妇产科、普通外科连续10年蝉联专科排行榜榜首。风湿科、核医学的专科声誉及科研标化值得分均为满分。进入本年度专科综合排行榜前十的还有21个专科。

12月27日 "遗传性内分泌代谢疾病新型诊疗体系的建立及应用"获2019年度华夏医学科技奖一等奖,主要完成人为夏维波、伍学焱、肖新华、李梅、章振林、王鸥、邢小平、张茜、赵秀丽、聂敏、童安莉、茅江峰、朱惠娟、李玉秀、于森。

本年 医院接受国家卫生健康委党组第二巡视组巡视,按照国家卫生健康委党组巡视意见落实整改工作。

本年 医院与梅奥医疗(Mayo Clinic)联合开展 Mayo 医疗领导力培训项目,该项目为医院中层干部海外培训项目。

二〇二〇年

1月1日　医院成为北京市首批京津冀异地就医普通门（急）诊直接结算试点定点医疗机构。

1月6日　林进完成我国首例机器人全膝人工关节置换手术，该手术使用的 HURWA 机器人是我国自主研发、具有完全自主知识产权的医用机器人。

1月10日　医院举行2019年总结表彰大会暨2020年新春团拜会，颁发2019年度"协和杰出贡献奖"，李世泰、贝濂、游凯、蒋朱明、刘鸿瑞、张以文、钱自奋、张尤局、李大魁、赵家良等10位老专家获此殊荣。

1月10日　"女性盆底功能障碍性疾病治疗体系的建立和推广"项目获2019年度国家科学技术进步奖二等奖。主要完成人包括：朱兰、郎景和、徐戎、鲁永鲜、华克勤、童晓文、金杭美、张晓薇、孙智晶、陈娟。

1月18日　杜斌作为国家卫生健康委高级别专家组唯一的重症医学专家奔赴武汉参加新型冠状病毒感染救治指导工作。

1月19日　检验科正式开展新型冠状病毒核酸检测项目，并发出第一份报告。

＊1月30日，医院获批北京市卫生健康委首批新冠核酸检测确诊试点单位。

1月25日 《北京协和医院关于"新型冠状病毒感染的肺炎"诊疗建议方案（V2.0）》发布，3月14日，该方案英文版在《新发现病原体与感染》（*Emerging Microbes and Infections*）发表。3月，以协和护理团队经验为基础蓝本的《新冠肺炎重型、危重型患者护理规范》由国家卫生健康委正式发布。

1月26日起 张抒扬、韩丁率领41个科室的186名国家援鄂抗疫医疗队队员分4批驰援武汉。在81天中，协和医疗队收治了109名新冠病毒感染极危重症患者。4月15日，协和医疗队作为最后一支撤离湖北的国家医疗队返京。在武汉期间，协和医疗队率先建立临时党支部，后扩展至6个，52人提交入党申请书，41人火线入党。

2月28日 杜斌作为共同第一作者，对新冠肺炎患者临床特征和预后进行总结并发表在《新英格兰医学杂志》（*NEJM*），对于国际医学界了解这一新发突发传染病起到了重要借鉴作用。

3月5日 杜斌、刘正印、夏莹、李奇获国家卫生健康委、人力资源社会保障部、国家中医药管理局授予的"全国卫生健康系统新冠肺炎疫情防控工作先进个人"称号。

3月7日 夏莹获中央宣传部、全国妇联、国家卫生健康委、中央军委政治工作部联合授予的一线医务人员抗疫巾帼英雄称号。

3月16日 国务院新闻办公室召开协和专场英文记者会，杜斌、严晓伟、曹玮、吴东介绍新冠病毒感染重症患者诊治的协和经验。疫情期间，医院与十余个国家开展20余次国际远程联线，协和参与的中国国际电视台（CGTN）"全球疫情会诊室"特别节目收看人数超过 1 亿人次。

4 月 8 日　张抒扬、李永哲等在《新英格兰医学杂志》（*NEJM*）发表通讯文章，在国际上首次报道新冠病毒感染患者出现多种高滴度抗磷脂抗体的临床现象，提示自身免疫紊乱与此类患者凝血异常、血栓事件发生密切相关。

5 月 1 日　张抒扬课题组等合作解析新冠 RNA 复制酶结合瑞德西韦的结构并揭示其抑制机制，研究成果在线发表在《科学》（*Science*）上。

5 月 5 日　国务院联防联控机制召开第 100 场新闻发布会，张抒扬、韩丁、严晓伟、孙红系统介绍协和国家援鄂抗疫医疗队工作。疫情期间，协和团队及个人 7 次登上国家新闻发布会。

5 月 21 日　互联网诊疗正式上线。9 月 24 日，互联网诊疗药品配送服务正式上线，电子化用药指导、用药咨询、药学门诊等互联网药学服务启用。

5 月 29 日　杜斌被人力资源社会保障部、中国科协、科技部、国务院国资委授予全国创新争先奖章。

6 月 22 日　医院用 70 个小时在急诊北侧广场建成占地 200 平方米的核酸采样方舱。23 日，经 58 个小时改造，占地 631 平方米的新的病原体核酸检测中心投入运行，医院新冠核酸日均检测能力突破万例。

6 月—8 月　医院举办首届青年创新项目大赛。

7 月 1 日　国家卫生健康委首次发布全国三级公立医院绩效考核结果，医院在全国参评的 2398 家公立医院中排名第一。

7月1日　肖盟荣获共青团中央、人力资源社会保障部联合颁发的第20届"全国青年岗位能手标兵"称号。

7月13日　医院获批北京市示范性临床研究型病房。

8月　医院与日本东京大学医学部附属医院签署战略合作协议。

9月8日　在全国抗击新冠肺炎疫情表彰大会上，习近平总书记指出："在这场同严重疫情的殊死较量中，中国人民和中华民族以敢于斗争、敢于胜利的大无畏气概，铸就了生命至上、举国同心、舍生忘死、尊重科学、命运与共的伟大抗疫精神。"表彰会上，张抒扬、韩丁、杜斌、刘正印、周翔获全国抗击新冠肺炎疫情先进个人称号，刘正印荣获全国优秀共产党员，北京协和医院荣获全国抗击新冠肺炎疫情先进集体，医院党委荣获全国先进基层党组织称号。

9月23日　北京协和医院等6支医疗队组成的国家援鄂抗疫医疗队获中宣部授予的"时代楷模"称号。

9月29日　北京协和医院国家援鄂抗疫医疗队获全国妇联授予的"抗击新冠肺炎疫情全国三八红旗集体"称号，张抒扬、孙红获全国妇联、国家卫生健康委、中央军委政治工作部联合授予的"一线女医务人员抗击新冠肺炎疫情全国三八红旗手"称号。

9月29日　科技部批准医院建设"疑难重症及罕见病国家重点实验室"，该实验室为北京协和医院首个国家重点实验室，赵玉沛任主任。

10月13日—16日　赵玉沛、张抒扬率团赴澳门特别行政区考察，启动离岛医疗综合体北京协和医院澳门医学中心项目。

10月15日　吴南被中央组织部、人力资源社会保障部、中国科协、共青团中央授予第十六届中国青年科技奖。

10月　张抒扬、赵玉沛担任主编的中国首部研究生国家级规划罕见病教材《罕见病学》出版，从医学教育层面填补了罕见病学科领域的空白。

10月　邱玲获全国妇联授予的"全国三八红旗手"称号。

11月4日　医院召开干部大会。大会宣布，赵玉沛任医院名誉院长，吴沛新任医院党委书记，张抒扬任医院院长。

11月24日　李太生获国务院授予的"全国先进工作者"称号。

11月　北京协和医院在复旦大学医院管理研究所发布的《2019年中国医院排行榜》中位列榜首，此为协和连续11年蝉联榜首。

＊2019年度位于专科综合排行榜首位的学科有风湿科、妇产科、普通外科、核医学、急诊医学、变态反应、放射科。进入本年度专科综合排行榜前十的还有21个专科。

12月16日　中国共产党北京协和医院第九次代表大会召开，选举产生中国共产党北京协和医院第九届委员会、第五届纪律检查委员会。吴沛新当选党委书记，柴建军当选纪委书记。

12月25日　全国高校附属医院临床实践教育联盟发布首届高校附属医院临床实践教育教学质量评价结果，医院位居榜首。

12月30日　郎景和团队牵头的中国首次多中心大样本子宫颈癌筛查随机对照临床研究成果在《美国医学会杂志·肿瘤学》（*JAMA Oncology*）在线发表。

12月　杜斌荣获中共北京市委、北京市人民政府授予的"北京市先进工作者"称号。

12月 张烜团队与北京大学药学院联合开发了基于自身抗原肽的可控、通用型嵌合抗原受体 T 细胞（CAR-T）新技术，并将其应用于自身免疫病的治疗，系列研究成果发表于《细胞化学生物学》（*Cell Chemical Biology*）。

本年 医院获批放射影像专业国家级质控中心、核医学专业国家级质控中心、罕见病专业国家级质控中心。

本年 "综合征性脊柱侧凸系统研究及诊疗策略的建立及应用"获 2021 年度中国康复医学会科学技术奖一等奖，主要完成人为沈建雄、邱贵兴、仉建国、黄宇光、李书纲、谭海宁、李政、梁锦前、陈峰、李星野、余可谊。

本年 "国人肺动脉高压遗传特征及发病机制的探索与应用"获 2021 年度北京医学科技奖一等奖，主要完成人为荆志成、蒋鑫、徐希奇、王勇、刘崟、王晓建、颜艺、何阳阳、张锐、袁平、吴文汇、连天宇、吕子超、张思瑾、孙凯。

本年 医院发展党员 71 名，常规党员发展中高知群体比例达 50%，培训发展对象 89 人，均为历史之最。

二〇二一年

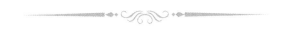

1月1日　医院成为北京市首批实现医保"脱卡结算"的单位。

2月5日　国家市场监督管理总局开展坚决清理整治知名医院被冒牌问题行动，逐一核查在名称中使用"协和"等知名医院字号的营利性医疗机构（含企业、个体工商户），严厉惩处扰乱医疗市场秩序违法行为。"协和"品牌得到有效保护。

2月7日　医院获批国家药监局药物临床研究与评价重点实验室，张抒扬任主任。

2月9日　"协和春晚"首次以网络直播的形式举行。

2月25日　张抒扬获全国妇联授予的"全国三八红旗手标兵"称号，崔丽英获"全国三八红旗手"称号。

3月1日　血液净化中心、发热门诊护理团队被全国妇联授予"全国巾帼文明岗"称号，李雪梅被授予"全国巾帼建功标兵"称号。

3月15日　按照党中央的总体要求、国家卫生健康委党组具体部署，医院召开党史学习教育动员部署会。此后，医院开展为期一年的党史学习教育。

3月15日　医院获批成为北京市首家互联网医院。7月31日，医院发布全国首部互联网医院管理技术规范。

4月27日　医院获中华全国总工会授予的"全国五一劳动奖状"。

5月16日　在医院70余位教师为期100多天的训练下，北京协和医学院（清华大学医学部）代表队荣获第十届中国大学生医学技术技能大赛临床医学专业八年制赛道冠军。

5月18日　赵玉沛当选中华医学会第二十六届理事会会长。

6月8日　百年协和倒计时100天之际，继2016年医院与美国中华医学基金会签订第一个五年战略合作协议后，双方再度签署合作协议。百年院庆标志发布。《中国现代医院史话——北京协和医院》正式出版。

6月14日　医院获赠正在进行Ⅲ期临床试验的新药Iptacopan，以拓展性同情使用临床试验用药方式用于治疗阵发性睡眠性血红蛋白尿症（PNH）。这是中国首例罕见病同情用药。

6月24日　中央和国家机关召开"两优一先"表彰大会。朱兰被授予"优秀共产党员"，段文利被授予"优秀党务工作者"，急诊科党支部被授予"先进基层党组织"荣誉称号。

6月29日　国家新闻出版署批准《罕见病研究》杂志创刊。

7月1日　首都各界庆祝中国共产党成立100周年系列活动举行。医院参与系列庆祝活动的医疗保障。

7月9日　医院召开庆祝中国共产党成立100周年大会。

7月29日　金征宇主编的《中华影像医学丛书·中华临床影像库》获第五届中国出版政府奖。

7月　邱玲获中央宣传部和国家卫生健康委共同授予的2021年"最美医生"称号。

8月8日 西单院区新门诊楼建成并启用。11日，医院与西城区人民政府签署战略合作协议。

9月3日—7日 医院作为特邀单位首次参展中国国家服务贸易交易会（简称服贸会），展示医疗服务创新能力和医疗技术创新水平。此次为服贸会首次设立健康卫生服务专题。

9月4日 医院高质量发展院长论坛举办。

9月5日 转化医学国家重大科技基础设施（北京协和）的主体建筑转化医学综合楼启用。陈竺出席启用仪式并讲话。

9月7日 医院入选综合类国家医学中心建设单位。

9月中旬 习近平总书记对北京协和医院建院百年作出重要指示。

9月13日 李克强来医院考察并召开医学专家座谈会，听取对医疗卫生事业创新发展的意见建议，表示将支持一批高水平医院瞄准国际一流、聚焦治病需要，在临床医学研究和成果转化上走在前列。张抒扬、吴沛新、邱贵兴、郎景和、朱兰、吴东等专家代表发言。此后，国家批复"中央高水平医院临床科研专项经费"，支持医院开展高水平临床研究工作，每年拨款4亿元，连续支持3年。

9月16日 庆祝医院建院100周年大会举行。大会宣读了习近平总书记的重要指示。陈竺致辞，刘延东、马凯、何维、韩启德、桑国卫、王志珍出席大会。

张抒扬回顾了协和的百年是勇担使命、忠诚于党、大医为民、服务群众、忠于科学、追求卓越、大师辈出、人才荟萃的百年，形成了"立院为国、立医为民、立学为真"的协和品格。面向新百年，协和将把发展成效更多体现在增进人民健康福祉上，积极探索教育改革、培育医学大师，加快推进科研攻关，全方位推进高质量发展，努力将医院建设成为领航国家医学发展的国之重器，让协和精神焕发新时代光芒。

9月　《人民日报》《新华每日电讯》《新闻联播》《光明日报》《中国日报》等30余家主流媒体、电视栏目对医院百年成就进行全景式报道。

《北京协和医院》主题邮票首发仪式举行，这是中国邮政集团发行的首张医疗机构主题邮票。百年病历展开展；百年院史馆开馆；百年宣传片《百年协和　一切为民》发布；《碧瓦丹心百年间——百年协和红色传承》正式出版。

10月28日　医院成为"中国冰雪医疗卫生保障定点医院"，承担2022北京冬奥会、冬残奥会医疗保障任务。

11月1日　西单院区日间医疗中心开业运行，设置床位66张，实行日间床位手术资源平台动态化管理。

11月2日　药剂科药学门诊正式开诊，解决患者用药相关问题。

11月　北京协和医院在复旦大学医院管理研究所发布的《2020年中国医院排行榜》中位列榜首，此为协和连续12年蝉联榜首。

＊2020年度位于专科综合排行榜首位的学科有风湿科、妇产科、普通外科、核医学、急诊医学、变态反应、放射科、重症医学、神经内科。进入本年度专科综合排行榜前十的还有18个专科。

12月24日　澳门特别行政区行政长官贺一诚一行来访协和，与赵玉沛、吴沛新等就离岛医疗综合体北京协和医院澳门医学中心的合作建设交换意见。

12月24日　北京协和医院冬奥病房揭牌。

12月30日　内科学系教师团队获第二批"全国高校黄大年式教师团队"荣誉称号。

12月　《北京协和医院第十四个五年规划和2035年远景目标纲要》发布。

本年　结合新时期党的卫生健康工作方针和公立医院高质量发展要求，历经16个月、7轮修订和审议，选编489项制度形成的《北京协和管理制度汇编》发布，全书共8册11章，建立了以章程为统领，涵盖党政、医疗（含护理）、教学、科研、人事、运营、后勤、服务、信息、文化、多院区管理的更为完善的现代医院管理制度体系。

本年　医院获批国际医疗服务专业北京市质控中心、病案专业北京市质控中心。

附　录

北京协和医院历任中华医学会会长

刘瑞恒（1926—1928）

林宗扬（1934—1935）

赵玉沛（2021—　）

北京协和医院历任中华医学会副会长

李清茂（1924—1926）

李宗恩（1956—1962）

林巧稚（1956—1984）

黄家驷（1978—1984）

陈敏章（1984—1989）

方　圻（1989—1994）

赵玉沛（2010—2021）

北京协和医院历任中华护理学会理事长

聂毓禅（1946—1950）

陈坤惕（1964—1983）

黄人健（2003—2007）

吴欣娟（2017—　）

北京协和医院历任中华医学会各专科分会主任委员

专科分会名称	届次／任期	姓　名
内科学分会	第二届（1950—1952）	钟惠澜（兼职教授）
	第四届（1956—1980）	钟惠澜
	第六届（1986—1990）	方　圻
	第八届（1995—2000）	罗慰慈
	第十一届（2008—2011）	沈　悌
皮肤性病学分会 （曾名：皮肤性病科学会／皮肤花柳科学会）	第五届（1982—1986）	李洪迥
儿科学分会	第三～七届（1950—1981）	诸福棠（临诊教授）
	第九届（1985—1989）	周华康
心血管病学分会	第五届（1998—2002）	吴　宁
呼吸病学分会	第二～三届（1987—1995）	罗慰慈
	第四届（1995—2000）	朱元珏
消化病学分会	第五届（1995—1999）	潘国宗
血液学分会	第五届（1996—2000）	张之南
感染病学分会	第五届（1995—1999）	王爱霞
	第十二届（2020—　　）	李太生
内分泌学分会	第四～五届（1993—2001）	史轶蘩
	第七届（2005—2009）	曾正陪
风湿病学分会	第一～二届（1985—1992）	张乃峥
	第三～四届（1992—2000）	董　怡
	第五届（2000—2004）	唐福林
	第六～七届（2004—2010）	张奉春
	第九～十届（2013—2020）	曾小峰

专科分会名称	届次／任期	姓　名
风湿病学分会	第十一届（2020— ）	赵　岩
临床流行病学和循证医学分会	第八届（2018—2021）	刘晓清
热带病与寄生虫学分会	第五届（2010—2013）	李太生
外科学分会	第三届（1950—1952）	吴英恺
	第五届（1956—1978）	孟继懋（临诊教授）
	第六届（1978—1983）	黄家驷
	第七届（1983—1985）	曾宪九
	第九届（1993—1997）	朱　预
	第十五～十八届（2005— ）	赵玉沛
放射学分会	第一届（1937—1951）	谢志光
	第十五届（2017—2020）	金征宇
眼科学分会	重组后 第七～八届（2000—2007）	赵家良
麻醉学分会	第六～七届（1997—2003）	罗爱伦
	第十三届（2018—2021）	黄宇光
骨科学分会	第六～八届（2000—2010）	邱贵兴
整形外科学分会	第四届（2001—2005）	戚可名
	第十届（2023— ）	王晓军
骨质疏松和骨矿盐疾病分会	第一届（2001—2005）	孟迅吾
	第二～三届（2005—2012）	徐　苓
	第五届（2015—2018）	夏维波
	第六届（2018— ）	李梅（候任）
肠外肠内营养学分会	第一届（2004—2008）	蒋朱明
	第四届（2014—2018）	于健春

续表

专科分会名称	届次／任期	姓 名
重症医学分会	第一～二届（2005—2011）	刘大为
急诊医学分会	第一～二届（1987—1994）	邵孝鉷
	第八届（2013—2016）	于学忠
变态反应学分会	第一～二届（2001—2009）	张宏誉
	第三～四届（2009—2015）	尹 佳
	第六届（2018—2021）	王良录
妇产科学分会	第一届（1937—1947）	马士敦
	第二届（1947—1950）	胡惠德
	第三届（1950—1984）	林巧稚
	第五届（1987—1991）	宋鸿钊
	第七～十一届（2004—2018）	郎景和
	第十二届（2018— ）	沈 铿
	第十二届（2018— ）	朱兰（候任）
耳鼻咽喉—头颈外科学分会 （曾名：耳鼻喉科学会／ 耳鼻咽喉科学会）	重组后 第一～三届（1952—1986）	张庆松
	第五～六届（1991—2001）	王直中
	第十一届（2015—2018）	高志强
神经精神科分会	第一届（1951—1963）	许英魁
神经病学分会	第四届（2007—2010）	崔丽英
	第七届（2016—2019）	
罕见病分会	第一届（2023— ）	张抒扬
病理学分会	第一～二届（1954—1968）	胡正详 *
	第八～九届（2004—2010）	陈 杰
	第十三届（2019— ）	梁智勇

---

* 胡正详于 1968 年去世。

续表

专科分会名称	届次／任期	姓 名
物理医学与康复学分会	第二届（1984—1989）	邹贤华
	第七～八届（2005—2011）	华桂茹
核医学分会	第一届（1980—1984）	王世真
	第二届（1984—1989）	周 前
超声医学分会	第三届（1995—1999）	张缙熙
	第五～六届（2003—2010）	姜玉新
	第九届（2016—2020）	
	第十届（2020— ）	李建初（候任）
影像技术分会	第八届（2017—2021）	付海鸿
糖尿病学分会	第一届（1991—1994）	池芝盛
全科医学分会	第二届（1997—2001）	戴玉华
妇科肿瘤学分会	第三届（2012—2015）	沈 铿
	第六届（2022— ）	向 阳（候任）
计划生育学分会	第三届（1995—2000）	乌毓明
	第五届（2004—2009）	范光升
	第十届（2021— ）	刘欣燕

北京协和医院历任中华口腔医学会各专业委员会主任委员

专业委员会名称	届次／任期	姓 名
镇痛镇静专业委员会	第二届（2019—2022）	万 阔
口腔激光医学专业委会	第一届（2016—2019） 第三届（2022— ）	赵继志
口腔种植专业委员会	第六届（2018—2022）	宿玉成

北京协和医院历任中华护理学会各专业委员会主任委员名单

专业委员会名称	届次／任期	姓　名
护理行政管理专业委员会	第二十六届（2012—2017）	吴欣娟
学术工作委员会		吴欣娟
门诊护理专业委员会		周　力
外科护理专业委员会		马玉芬
消毒供应中心专业委员会		张　青
学术工作委员会	第二十七届（2017—2022）	吴欣娟
重症护理专业委员会		孙　红
消毒供应中心专业委员会		张　青
妇科护理专业委员会	第二十八届（2023—　）	薄海欣
外科护理专业委员会		马玉芬
男护士工作委员会		李尊柱
妇科护理专业委员会	第二十八届（2023—　）	薄海欣
血液净化专业委员会		夏京华
肠外肠内营养专业委员会		马玉芬
重症护理专业委员会		孙　红
手术装备专业委员会		徐　梅

备注：以上附录内容统计截至时间为 2023 年 12 月 31 日。

协和建筑平面布局图

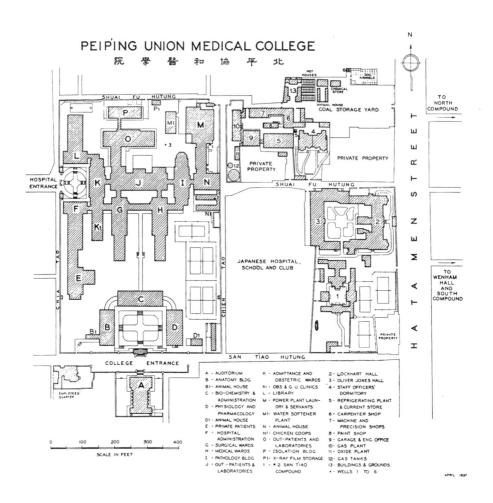

A 楼：礼堂

B 楼：解剖教学楼

C 楼：化学楼

D 楼：生理和药理教学楼

E 楼（5 号楼）：特别病房楼，地下层为营养室、办公室及西餐厅，上三层作病房。

F楼（6号楼）：医院行政楼，第一层为办公用房，第二层为住院医师宿舍。

G楼（7号楼）：外科病房。

H楼（8号楼）：内科病房。

I楼（9号楼）：病理楼，地下层有解剖室、尸体室，第一层为病理实验室、寄生物实验室，第二层为微生物实验室，第三层为传染病房。

J楼（10号楼）：门诊楼，地下层为营养室、冷藏室、餐厅，第一层为门诊楼，第二层为放射科、临床诊断室及教室，第三层有研究室和各科办公室，第四层为手术室。

K楼（11号楼）：住院楼，地下层有住院处、急诊室、药房，第一层为妇儿门诊、社会服务部、病案室，第二、三层为妇产科和小儿病房。

L楼（12号楼）：原拟作护士学校及宿舍，但实际上变成图书馆专用楼。

M楼（13号楼）：机器房，下面为机器设备，上面三层为洗衣房及工人宿舍。

N楼（14号楼）：动物室及总务部门办公室和仓库等用房。

O楼（15号楼）：地下室和首层为门诊部，二层为实验室，三层和四层为男住院医生、实习医生宿舍。

P楼（16号楼）：地下室和首层为门诊部，二层为实验室。

后 记

  《北京协和医院百年大事简记》编纂工作自 2022 年 3 月正式启动，经历研究设计、史料收集、初稿撰写、征求意见、内部发行五大阶段，历时 33 个月，正式出版发行。

  以史鉴今，知史兴院。我们力图通过简明的文字，全面、真实、客观反映协和百年来的发展历程和主要贡献。我们在充分开展文献研究、焦点小组访谈、专家咨询和实地调研的基础上，与老协和英文年鉴、档案馆资料、院史馆和病历展、老专家口述资料、院刊、院报、媒体报道等新闻资料，院史科史著篇学术期刊文献及名医传记图册等佐证资料反复印证、核实，最终收编 1000 多条目，6 万余字。

  本书的编写和出版得到了医院领导、老专家、老领导的悉心指导，全院多部门、多专业团队的大力支持，以及院校档案中心等兄弟单位的鼎力相助，谨以致谢。因编写时间跨度长，期间历经中层干部换届，故编委为换届前科主任。受掌握资料和写作水平所限，编写工作难免挂一漏万，疏漏之处敬请读者批评指正。

编委会

2024 年 11 月

责任编辑：李之美

图书在版编目（CIP）数据

北京协和医院百年大事简记/张抒扬，吴沛新 主编 . —北京：
人民出版社，2024.12
ISBN 978－7－01－026573－5

I. ①北… II. ①张…②吴… III. ①北京协和医院－历史 IV. ① R199.2

中国国家版本馆 CIP 数据核字（2024）第 102351 号

北京协和医院百年大事简记

BEIJING XIEHE YIYUAN BAINIAN DASHI JIANJI

张抒扬 吴沛新 主编

人民大战社 出版发行
（100706 北京市东城区隆福寺街 99 号）

北京利丰雅高长城印刷有限公司印刷 新华书店经销

2024 年 12 月第 1 版 2024 年 12 月北京第 1 次印刷
开本：710 毫米 ×1000 毫米 1/16 印张：13.5
字数：150 千字

ISBN 978－7－01－026573－5 定价：85.00 元

邮购地址 100706 北京市东城区隆福寺街 99 号
人民东方图书销售中心 电话（010）65250042 65289539